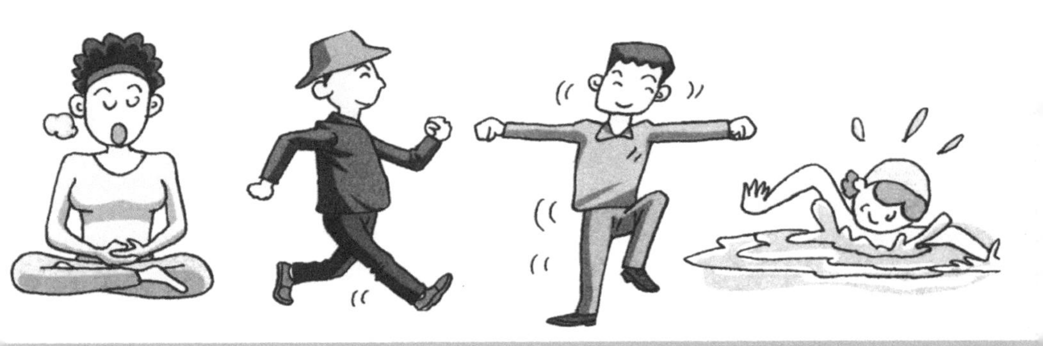

나홀로

고혈압

예방과 치료 길라잡이

편저 대한건강증진치료연구회

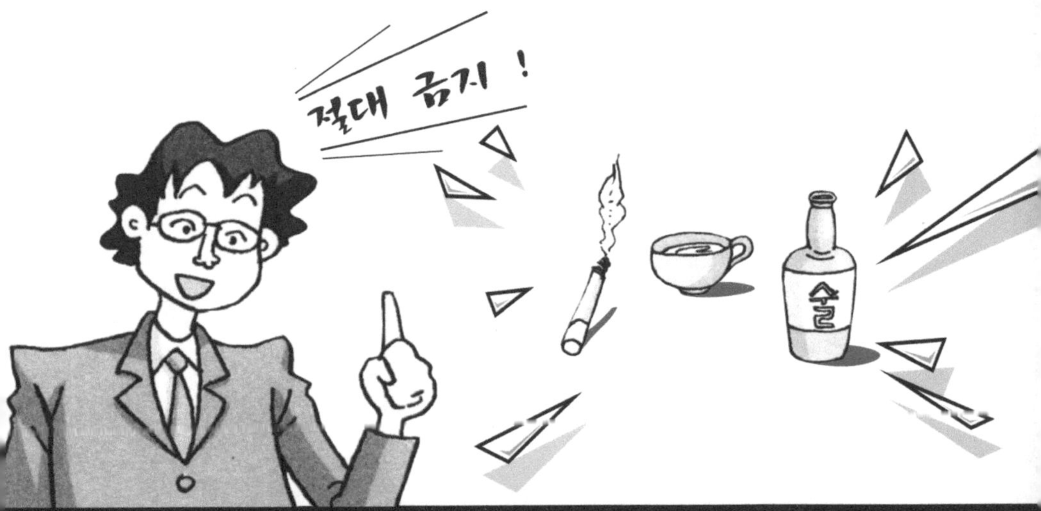

법문 북스

이책을 읽기 전에

고혈압은 '침묵의 살인자' 라 불릴 정도로 건강에 미치는 영향이 심각하며 중풍 유발의 위험인자 중 1순위이기도 하다.

고혈압은 특별한 자각증이 없어서 치료를 받아야 할 병으로 생각하지 않는 사람들이 많고 자기가 고혈압인지도 모르는 채 살아가는 사람들이 많다.

고혈압으로 인한 뇌혈관 장애로 발생하는 모든 질환을 중풍이라고 하는데 우리나라 사망원인 통계에서 단일질환으로는 1위인 무서운 질병이다.

그래서 중풍은 '죽음의 사신' 이라는 이름도 있지만 중풍은 사망자가 많을 뿐만 아니라 치료를 받아도 완전치료가 어렵고 반신불수 등의 여러 가지 후유증에 평생을 불행하게 보내야 하는 무서운 질병이다.

고혈압과 중풍은 누구도 안심할 수 없는 병으로 전에는 노년층에서 발생하기도 했지만 무질서한 식생활에서 오는 비만, 고혈압, 고지혈증, 동맥경화 등에 중장년층도 늘어서 전체적으로 나이에 관계없이 발생되고 있다.

그러기 위해서는 고혈압과 중풍에 대한 올바른 이해와 지식이 필요하다.

차 례

고혈압의 치료와 예방

고혈압과 운동

고혈압의 동의보감 한방 치료

동맥경화 예방법

산재보험에서의 뇌혈관 질환 건강관련 상식

고혈압 바로알기

현대인의 질병 고혈압에 대하여

고혈압은 병명이 아닙니다. 혈압이 높은 증세일 뿐입니다.
흥분하거나 긴장하면 혈압이 올랐다가
진정되면 혈압도 정상으로 돌아온다.
혈압이 높은 혈관상태가 계속되는 경우가 있다.
저런 경우를 고혈압이라 하고 그러한 증상을 고혈압증이라고 해요.
고지서
채무고지
신용불량
빚

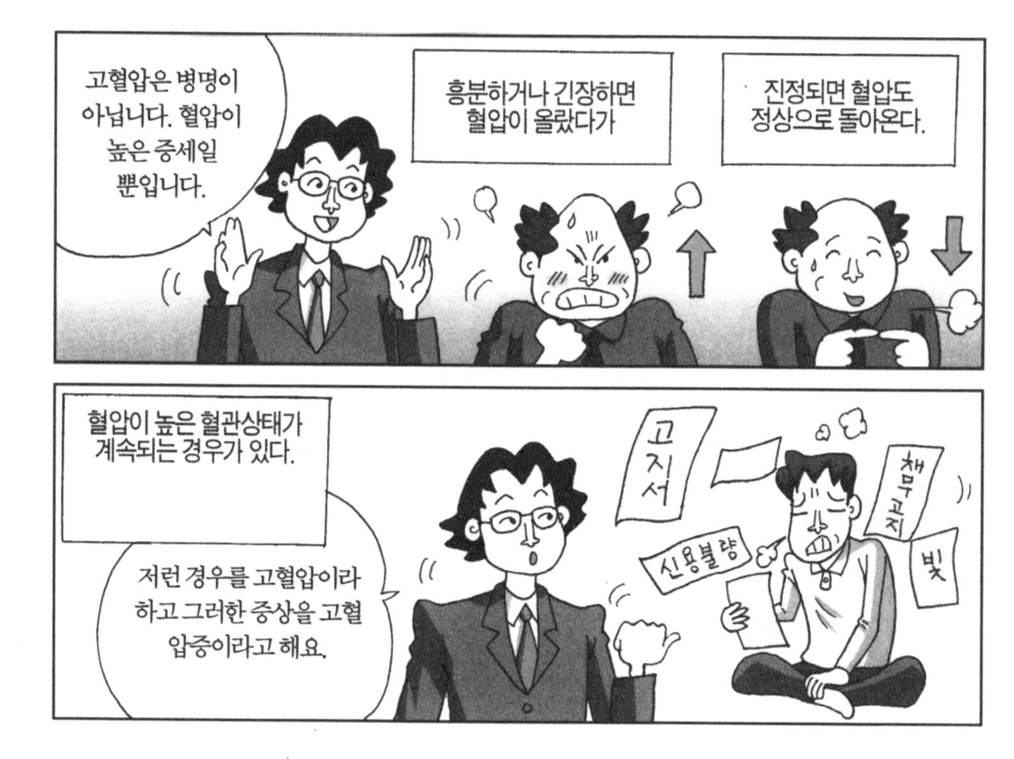

성인병은 현대사회가 안고 있는 가장 중요한 문제점 가운데 하나이다. 특히 고혈압은 현대에 이르러 복잡한 생활환경과 수명연장으로 발생 빈도와 분포가 가파르게 상승하고 있다. 오늘날 3대 사망 원인이면서 뚜렷한 자각증상이 나타나지 않기 때문에 침묵의 살인자라 불리기도 한다.

일반적으로 고혈압은 임상에서 확장기 혈압치에 기준을 두고 있으며, 미국 고혈압 합동위원회에서도 확장기 혈압 90-99mmHg를 경증,100-109mmHg를 중등증, 110mmHg 이상을 중증고혈압으로 규정하고 있다.

고혈압은 겉으로 드러나는 뚜렷한 증상이 없습니다.
그러나 의사로부터 고혈압증이라고 하면 대개는 놀라워합니다.
제가 고혈압증이라니요?
진단서
고혈압이라고 해서 한번 재보고 고혈압이라거나 정상혈압이라고 판정하면 안 된다.
여러 번 되풀이하여 재어보고 판정을 해야 합니다.
저는 다섯 번째 재어봅니다.

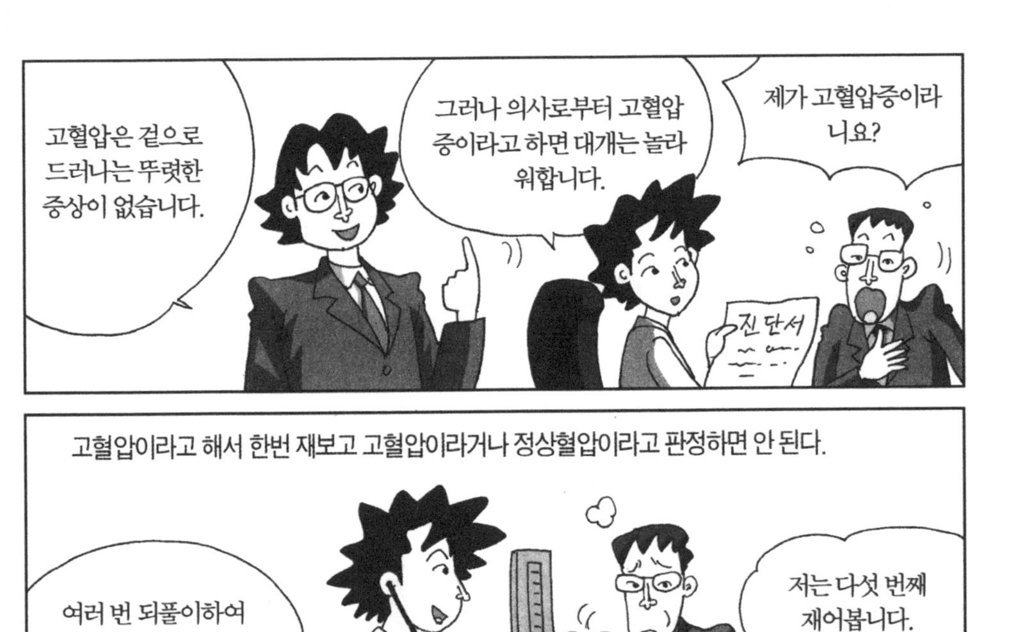

중풍 요인 중 가장 위험인자로 혈압이 높이 올라가는 증상, 즉 특정 증세로 나타나는 고혈압은 그 자체가 병명은 아니다. 인간의 신체는 흥분과 긴장 상태가 되면 혈압이 올라가게 되고, 격앙된 감정이 다시 진정이 되면 혈압 또한 제자리를 찾는다. 그러나 간혹 혈압이 높은 상태가 계속되는 경우가 있다. 우리는 이를 고혈압이라 하고 그러한 증상을 가리켜 고혈압증이 라고 한다.

그렇다면 계속 운운되고 있는 혈압이란 무엇일까. 혈압이란 일반적으로 동맥혈관벽에 대항한 혈액의 압력을 말한다.동맥

혈관이란 심장에서 온몸으로 나가는 혈액이 흐르는 혈관이다. 심장이 수축하여 동맥혈관으로 혈액을 내보낼 때의 혈압이 가장 높은데 이때의 혈압을 수축기 혈압이라 한다. 그리고 심장이 늘어나서 혈액을 받아들일 때의 압력이 가장 낮은데 이때의 혈압을 이완기 혈압이라 한다. 이러한 혈압은 혈액총량과 혈관저항 등에 따라 좌우된다.

혈액총량은 심장과 신장에 의해서 조절된다. 심장의 경우는 심장의 수축기 혈압을 주로 결정하는 심박출량을 조절한다. 즉, 혈압이 오르면 심장은 심박동과 방출량을 감소시켜서 혈액총량과 심박출량을 감소시킨다. 그리고 혈압이 떨어지면 반대로 심장은 심박동과 박출량을 증가시켜서 혈액총량과 심박출량을 증가시킨다.

신장의 경우는 나트륨과 수분을 조절함으로써 혈액량을 조절한다. 즉, 혈압이 높으면 나트륨과 수분을 내보내어 혈압을 떨어지게 하고, 혈압이 낮으면 나트륨과 수분을 내보내지 않아서 혈압을 올려준다. 혈관저항은 일차적으로 이완기혈압을 결정하며 혈관 저항동맥, 혈액의 점도, 혈관크기와 혈관벽 두께에 따라 달라진다. 그 외에 혈압은 압력수용체와 화학수용체, 여러 호르몬의 영향을 받게 된다.

앞서 설명한 바와 같이 고혈압이란 특정 질병에서 나타나는 증상일 뿐이다. 가장 흔하게 발생하는 질병으로 동맥경화증,

신경화증, 심근경색과 당뇨병 등에서 많이 나타난다. 마치 우리 몸이 어떤 병을 앓게 될 때마다 병인이 다른데도 같은 증상으로 열이 나는 것과 같이 여러 다른 질병의 증세로서 고혈압이 나타나는 것이다.

질병의 증세로서 나타나는 고혈압은 대부분의 경우 겉으로 드러나는 뚜렷한 증상이 없다. 통증이나 오한, 열 및 기타 증상이 없는 것이다. 고혈압의 발견은 이후 우연히 신체검사를 하거나 건강진단을 받게 되었을 때에야 알게 된다. 그러나 이렇게 뒤늦게나마 자신의 고혈압 증세를 알게 된 것은 행운이라고 할 만하다. 그때부터 의사의 지시에 따라 혈압을 조절하기만 하면 지금까지와 마찬가지로 건강한 삶을 누릴 수 있기 때문이다. 그러나 이러한 행운을 누릴 수 있는 사람의 수 또한 많지 않은 것이 현실이다.

의사로부터 고혈압증에 대한 첫 진단 후, 자신의 병명에 대해 놀라고 당황하게 된다. 그리고 의사의 권고와 지시에 열심히 귀를 기울이기도 한다. 일반적으로 고혈압 진 단 후 음주를 섭취하는 자리 및 음식에 대한 주의를 위해 회식자리를 피하거나 유의한다. 또한 체중 감량을 위해 꾸준한 운동 계획 및 헬스클럽 등을 끊으며 관심을 갖기 시작한다.

그러나 고혈압증에 대한 주의와 관심은 지속적으로 유지하기 어렵다. 의사로부터 진단 이후 자신의 신체 변화 또는 증상이 없기 때문에 계획된 활동을 하기 어려워진다. 그러나 사람들은 고혈압으로부터의 두 번째 경고, 곧 중풍 전조증이나 발작을 체험하고 나서야 고혈압의 무서움을 깨닫게 되는 것이다. 그러나 이런 행운 또한 아무에게나 오는 것이 아니다. 불행하게도 자신의 고혈압으로부터 단 한 번의 경고도 받아보지 못한 채 중풍 발작이란 치명적인 일격으로 목숨을 잃는 사람도 많다.

보건복지부에 의한 우리나라 사망원인통계에 따르면 고혈압관련 순환기질환에 의한 사망률이 전체 사망자의 23.4%에 이르고 있다. 이러한 수치는 눈부신 의술의 발전이 거듭되고 있는 현대사회에서도 아직은 죽음의 선고로 받아들이는 암으로 인한 사망률 21.3%에 앞서고 있다. 고혈압관련 순환기질환의 대표적인 질병인 중풍, 복병처럼 숨어 있다가 단 일격에 치명타를 가하는 중풍은 발병률이나 사망률에서 단연 1위를 차지하고 있다.

50대 이후의 연령층에서 가장 많이 발생하는 중풍, 특히 뇌출혈의 경우는 환자의 95%가 고혈압이다. 혈관 벽은 나이가 들수록 탄력성이 떨어지는데 고혈압증이 있으면 더더욱 위험하다. 약해진 혈관은 추위, 흥분, 긴장, 격분 등에 의한 급격한 혈압 상승이 자칫 뇌출혈을 일으키는 계기가 되기 때문이다. 연령이 많아짐에 따라 지질 등 이물질이 쌓여 혈관이 좁아지거나 막히게 됨으로써 발생하는 동맥경화로 하여 뇌경색 발생의 위험 또한 높아진다. 이때의 동맥경화 역시 고혈압에 의해 그 위험이 증가하는 강력한 중풍 유발인자이다.

중풍의 예방에는 무엇보다 혈압의 조절이 중요하다. 중풍만이 아니라 당뇨병이나 신장병 같은 지병이 있는 사람도 고혈압에 주의해야 한다. 이렇듯 우리의 삶에 커다란 위협이 되고 있는 고혈압에 대해 좀 더 확실하게 대처하기 위해 혈압이 무엇인지에 대하여 살펴보아야 한다.

지금까지 고혈압은 나타나는 증상이 없다고 했다. 그러나 엄격하게 말하면 고혈압에도 증상은 있다. 다만 잘 나타나지 않고 주의 깊게 살필 때만 발견되기 때문에 증상이 없는 것처럼 느껴질 따름이다. 그리고 혈압은 작은 그릇 속에 담긴 물과 같아 아주 작은 변화에도 출렁인다. 혈압은 앉았을 때와 섰을 때, 누웠을 때가 다르다. 일을 할 때와 운동을 할 때, 무언가를 깊이 생각할 때도 달라지고 아침저녁으로도 달라진다. 이렇게 변화무쌍해 혈압은 쉽게 그 정체를 잡아내기가 어렵다. 그래서 아무 때나 한번 재보고 고혈압이라거나 정상혈압이라고 판정해 버려서는 안 된다. 혈압을 측정하는 데는 적합한 방법이 있다. 이에 따라 정확하게 측정해야 하며, 한 번이 아니라 여러 번 되풀이하여 재어보고 판정을 내리도록 해야 한다.

이렇게 하여 고혈압이라고 판정받았을 때는 자신의 일상적인 생활태도를 새롭게 변화시켜야 한다. 고혈압의 유력한 위험인자인 비만에 대해 적극적이고 능동적인 대처를 해야 한다.

잘못된 식생활이 부르는 고혈압

정확한 혈압 측정을 위해
고혈압이라면 매일 측정합니다.
칙 칙
정상혈압이라면 1주일에서 한 달에 한 번은 반드시 혈압측정을 해야 합니다.

측정은 일정한 시간에 하고
칙 칙
기록
일정한 시간에 못하면 측정시간을 기록해 둡니다.

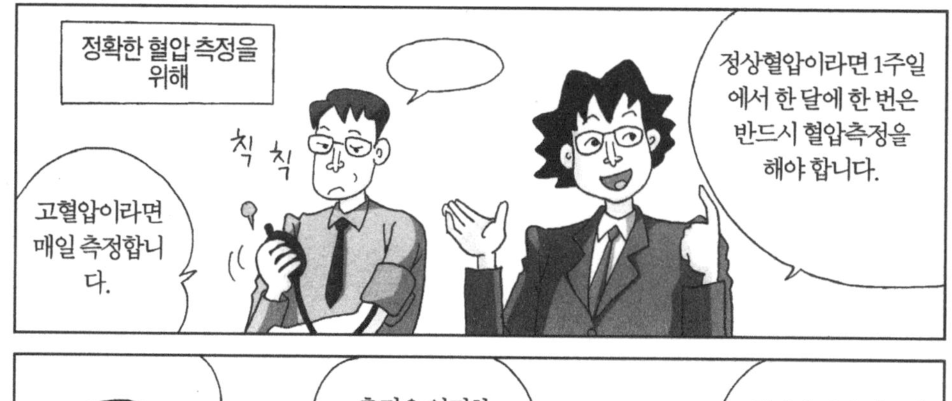

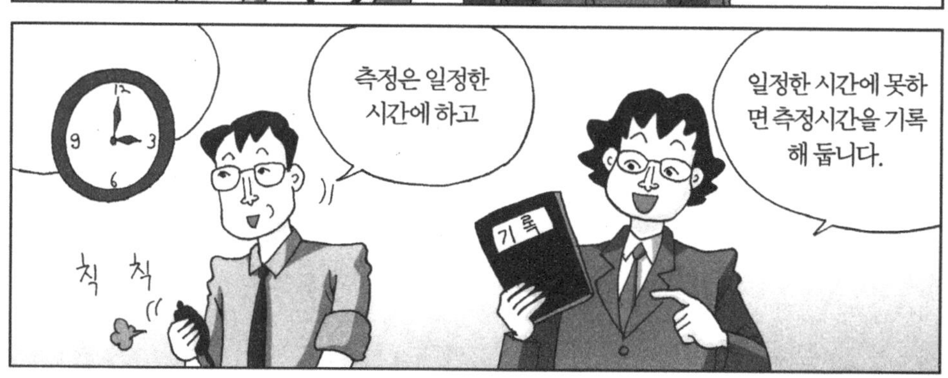

혈압이 높은 분들에게 “건강한 식사”를 한다는 것은 매우 중요하다. 이것은 체중 조절, 운동과 함께 고혈압 관리를 위한 3대 중요 항목이다. 이 세가지를 잘 한다면, 약의 복용을 피할 수도 있을 것이다.

“건강한 식사”란 무조건 음식량을 줄이고, 맛있고 좋아하는 음식들을 포기하는 것이 절대 아니다. 자신에게 가장 적절한 영양소들을 골고루 알맞은 만큼만 섭취하는 것이다. 단 혈압의 조절을 위해서는 절대로 짜게 드시는 것은 가급적 피하셔야 한다. 그리고 최근의 연구 결과에 의하면, 지방 섭취를 줄이고 곡

측정할 때의 조건도
기록해두면 판단에
큰 도움이 됩니다.
수면부족시
걷고 난 후
가벼운 운동 후
기타 등등

고혈압 환자가 주의
해야할 행동
힘든 운동이
나 높은 산 오
르기 금지
대변을 볼 때
너무 힘을 주지
않기
식생활에서
염양분섭취는
줄인다.
안
나
와
?

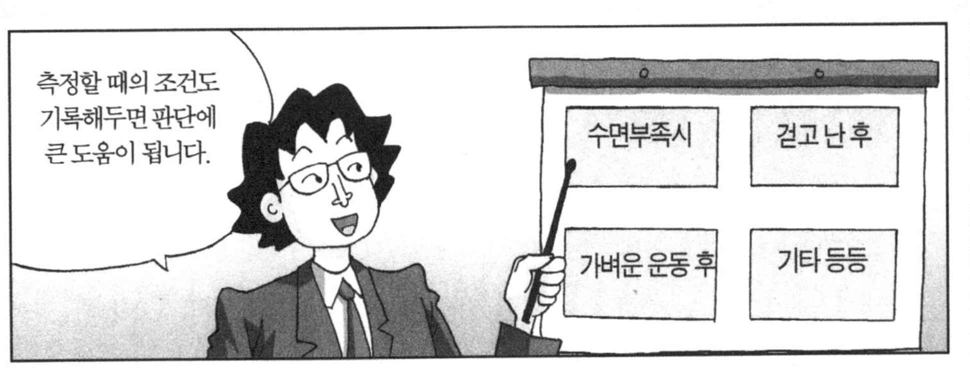

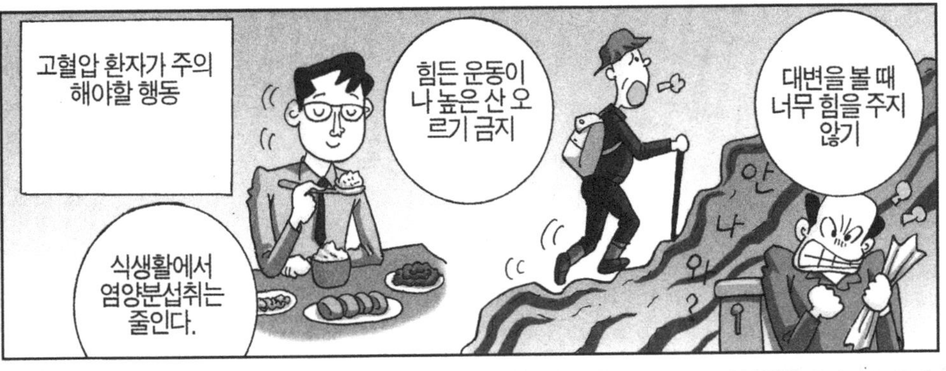

물과 과일, 야채를 중심으로 하는 식사는 건강에 좋을 뿐 아니라 이런 식사가 혈압도 떨어뜨리는 효과가 있다는 것이 밝혀졌다.

고혈압 치료에 있어 소금과 음식은 더 이상 식품이 치부되지 않는 다. 그것은 약과 같은 역할을 하며 주의를 기울어야 한다.

일상생활에서 생명 유지를 위해 우리가 매일 먹는 세 끼의 식사는 오히려 우리를 병고의, 심한 때는 죽음의 지대로 내몰기도 한다. 그 양을 적절하게 조절하지 못하고 지나칠 때 과식하게 되고 과식은 비만으로 이어지기 때문이다. 적절할 때 숟가

락을 놓지 못하는 것은 자칫 영영 숟가락을 놓아야만 하는 사태로 발전할 수 있다.

고혈압 환자가 주의해야 하는 것은 식생활에서뿐만이 아니라 일상생활도 주의 깊게 합리적으로 조절되어야 한다. 취미 생활뿐만 아니라 일상생활에서 조차 세심한 관심이 필요하다. 먼저 취미 생활로 하는 등산과 운동은 너무 무리하거나 또는 높은 산을 올라가며 신체에 무리가 오도록 하면 안된다. 심지어는 화장실에서 대변을 볼 때도 너무 힘을 주지 않도록 주의해야 한다. 일어서고 걷고 앉고 쉬고 하는 모든 행동이 치료의 목적이 되어야 한다.

고혈압 환자가 지속적으로 관심을 가져야 하는 것은 식생활과 일상생활의 모든 움직임에 대해서만이 아니다. 고혈압 환자는 감정적인 측면 또한 조절이 필요하다. 격분이나 흥분 등은 고혈압에 있어 가장 큰 독이 될 수 있다. 지나친 슬픔, 감격, 커다란 기쁨까지 모든 감정의 극한상태를 조심해야 한다. '안정' 이야말로 고혈압 환자에게 가장 필요한 것으로 심신이 안정되고 여유 있는 상태를 유지하는 것이 고혈압 환자의 생활 습관이 되어야 한다.

고혈압은 약으로 고칠 수 있는 병이 아니다. 수많은 혈압강하제들이 시중에 나와 있지만 고혈압은 결코 약으로만 호전되기 어려우며 약은 보조 역할 밖에 할 수 없다.

고혈압을 이겨낼 수 있는 가장 강력한 치료제는 환자 자신의 정신력이다. 어떠한 유혹이나 갈등이라도 쉽게 물리칠 수 있고 안정된 마음의 균형을 유지할 수 있어야만 한다. 이렇게 되기까지 참을성과 결단력, 마음먹은 바를 실천에 옮기는 정신력이 필요하다. 자신의 건강을 유지하기 위한 꾸준한 운동과 정신 건강의 유지, 식단의 조절 등을 인내심 있게 하며 건강한 몸을 만들어야 한다. 이때에야 약은 맡은 바 역할을 훌륭하게 해내어 건강한 삶의 강력한 적 고혈압을 무기력하게 만들 수 있다.

고혈압과의 길고도 끈기 있는 전쟁을 위해 혈압에 대해 좀 더 자세히 살펴보기로 하자.

원활한 혈액 순환이 생명 유지의 비결

심장에서 나온 혈액은 온몸을 돌고 돌아 다시 심장으로 돌아온다.
혈액 수송로인 혈관의 길이는 엄청납니다.
10만 Km
우와~
!

혈액이 하는 일
폐에서 산소흡수
몸의 각 조직에 공급한다.
소화기관에서 섭취된 영양분
각 조직에 공급

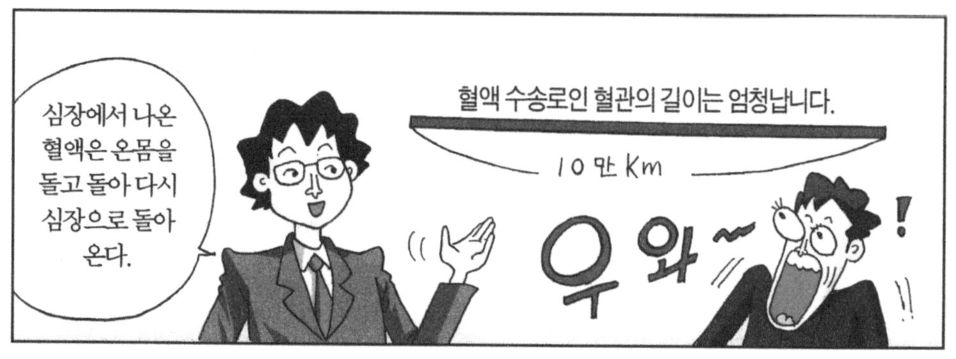

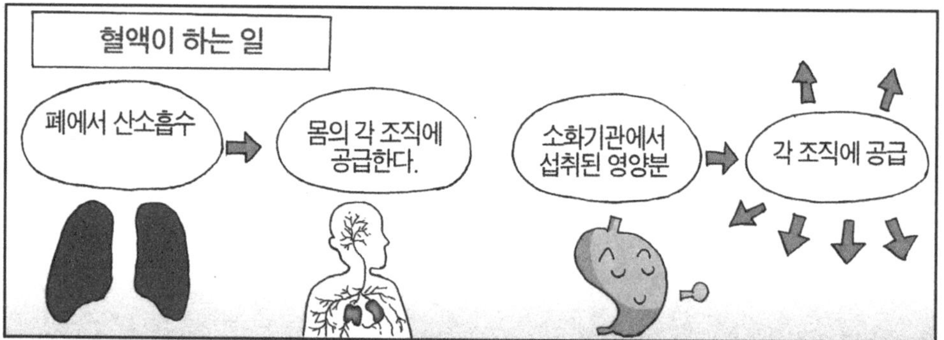

심장과 혈액은 어떤 역할을 하고 있을까

인간의 신체는 수많은 세포들의 유기적인 관계를 통하여 조직되어 있다. 이 세포들이 인간이 생존 활동을 하는 데 필요한 영양분과 산소를 공급하는 것이 우리의 생명으로 상징되는 피, 곧 혈액이다. 혈액이 우리 몸에서 하는 일은 다음과 같다.

첫째, 폐에서 산소를 흡수해 이것을 우리 몸의 각 조직에 공급해 준다.

둘째, 소화기관에 의해 섭취된 영양분을 우리 몸의 각 조직에 나른다.

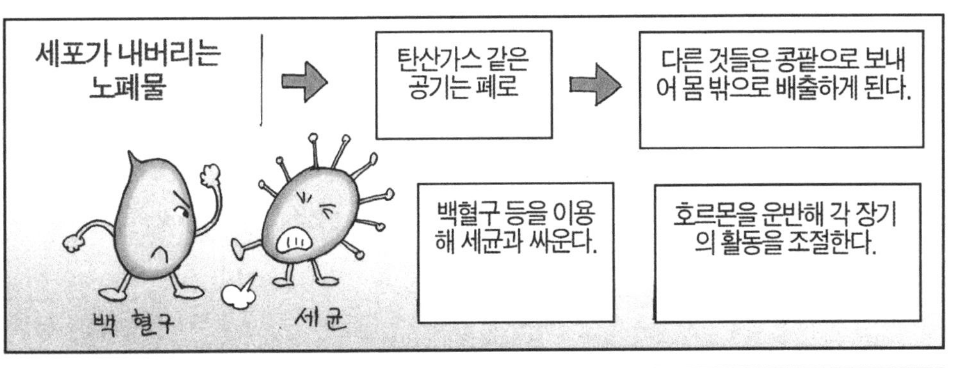

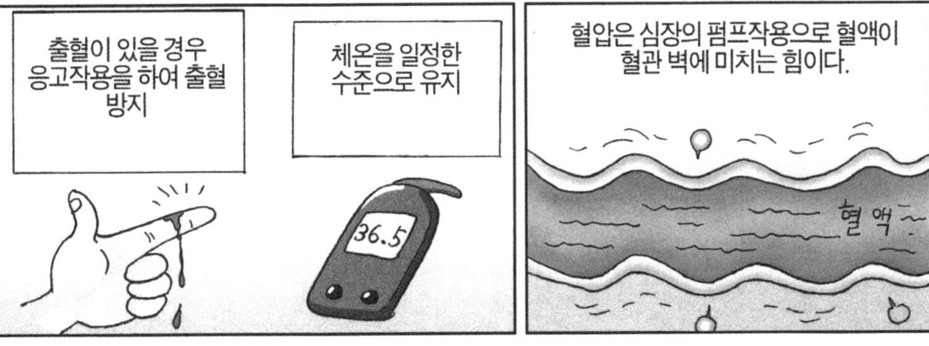

셋째, 우리 몸의 각 조직이나 세포가 내버리는 노폐물을 실어와 탄산가스와 같은 공기류는 폐에 보내 걸러내고, 다른 것들은 콩팥으로 보내어 몸 밖으로 배출하게 한다.

넷째, 백혈구 등을 이용해 몸 밖에서 침입하는 세균과 싸워 물리치고 병으로부터 우리 몸을 보호한다.

다섯째, 우리 몸에 필요한 호르몬을 운반해 각 장기의 활동을 조절한다.

여섯째, 출혈이 있을 때는 응고작용을 하여 출혈을 막아준다.

일곱째, 몸속의 열을 온몸에 골고루 전하고, 체온을 일정한 수

준으로 유지해 준다.

이처럼 중요한 기능을 수행하기 위해 심장에서 나온 혈액은 우리의 온몸을 돌고 돌아 다시 심장으로 돌아온다. 혈액이 온몸을 돌아 심장으로 들어올 때는 세포들의 활동과정에서 생긴 탄산가스 등의 노폐물을 실어내는 작업을 한다. 이는 영양 공급 못지않게 중요한 작업이라 할 수 있다.

이러한 세포들의 운반 작업을 위해 인간의 신체에는 동맥, 세동맥, 모세혈관, 세정맥, 정맥의 혈액수송로 즉, 혈관이 존재한다. 이들 혈관의 길이를 잇는 다면 총 10만km나 된다. 이 모든 혈관을 따라 혈액 온몸 피돌기를 하게 되는 데 이를 곧 혈액순환이라 한다. 혈액 순환 과정을 통해 우리는 혈압을 측정할 수 있다.

혈액순환에는 크게 두 종류가 있다. 먼저 폐순환 또는 소순환이라고 불리며 심장의 우심실에서 폐로 송출되었다가 다시 심장으로 돌아오는 순환을 가리킨다. 폐순환은 온몸을 돌아온 혈액에서 탄산가스 등의 노폐물을 깨끗이 해주고 산소를 공급하는 역할을 한다. 다른 하나는 심장의 좌심실에서 대동맥을 지나 몸속의 구석구석까지 퍼져 있는 모세혈관에 이르렀다가 다시 정맥을 통해 심장으로 돌아오는 순환으로 체순환 또는 대순환이라고 한다.

심장은 두꺼운 근육으로 되어 있는 심벽으로 싸여 있고 근육이 아래위로 가로질러 심장을 좌심방, 우심방으로 나누고 있다. 그리고 좌심방, 우심방을 위아래로 나누어 위쪽을 좌심실, 우심실이라고 한다. 그러니까 하나의 심장에는 좌우 2개의 심방과 2개의 심실이 있다. 그리고 심방과 심실 사이, 대동맥과 폐동맥 사이에는 혈액을 한 방향으로만 흐르게 하는 밸브가 있는데 이를 판막이라고 하다. 이 판막은 모두 4개로, 그 명칭은 위치에 따라 각기 다르다. 이들 판막은 혈액이 흘러나가거나 들어올 때마다 자동으로 열리고 닫혀 혈액이 흘러나가고 또 거꾸로 흐를 수 없게 방지한다.

심방은 주로 정맥으로부터 돌아온 혈액을 담아두는 곳이고, 심실은 동맥으로 신선한 혈액을 내보내는 작용을 한다. 혈액을 두뇌에서 손끝, 발끝까지 온몸에 고루 내보내기 위해 심실은 펌프작용을 한다.

혈압은 심장의 펌프작용으로 혈액이 혈관 벽에 미치는 힘이다. 이 힘에 대한 반응으로 일어나는 혈관확장과 뒤이어 일어나는 혈관수축은 혈액의 흐름을 유지하는 데 중요하다. 한 번의 수축으로 심장은 약 60~80㎖의 혈액을 밀어내고, 1분간에 5ℓ 의 혈액을 밀어낸다. 이렇게 심장이 펌프작용을 하기 위해 수축되었다가 확장되고 다시 잠시 쉬는 것을 각각 수축기, 확장기 또는 이완기, 휴지기라고 하고 있다. 이러한 규칙적인 운동주기를 심장주기라고 한다. 남자 성인의 경우 심장주기는 1

분간에 60~70번, 여자 성은 70~80번 반복되며, 어린아이들은 성인보다 주기수가 많아진다. 이 주기수는 맥박수와 일치한다.

심장 안에 있는 혈액이 펌프작용에 의해 대동맥으로 뿜어져나갈 때 대동맥의 혈관 벽은 확장되며, 이 탄력에 의해 대동맥의 혈액은 소동맥으로 흘러간다. 혈액이 흘러나간 뒤 동맥의 혈관 벽은 원래 상태로 수축되며 다시 심장으로부터 혈액이 송출되면 혈관 벽은 확장된다. 이렇게 혈관 벽이 수축되었다가 확장될 때 압력의 차이가 생기는데, 이것을 맥압이라고 한다. 그리고 혈액이 동맥의 탄력성에 의해 혈관 속을 흘러갈 때 생기는 박동이 바로 맥박이다.

사람의 몸속에 들어 있는 혈액의 양은 일반적으로 자기 체중의 12분의 1 정도이다. 온몸의 조직을 활발하게 움직이기 위해서는 이 양은 결코 충분하지 않다. 그래서 우리 몸은 충분하지 못한 혈액을 그때그때 상황에 따라 혈액을 많이 요구하는 곳에 더 보내고 그렇지 않은 곳에는 적게 보내어 스스로 조절하고 있다.

자유 신경에 따른 혈압조절 기능

우리 몸을 순환하고 있는 혈액의 양은 필요에 따라 일정한 양으로 조절하고 진행되는 신경작용의 역할이 계속되고 있다. 곧 신경의 활동으로 혈액이 필요한 곳의 혈관을 확대시켜 많이 흘러가도록 하고 그렇지 않은 곳에는 혈관을 수축시켜 혈액의 흐름을 조절한다.

심장의 수축 운동과 혈액의 흐름을 지배하는 것은 자율신경이다. 이중 하나는 심장에 대해 언제나 억제작용을 하는 부교감신경이다. 심장의 수축력을 떨어뜨리고 혈압을 낮추는 것이 이 신경의 역할이다. 다른 하나는 심장을 흥분시키는 작용을 하는 교감신경이다. 이것은 심장의 수축력을 크게 하고 박동 수를 늘여준다. 이 2개의 신경의 이중지배 속에서 심장의 운동은 균형을 유지하며 혈액의 흐름을 조절하고 있다.

혈압은 심장의 펌프작용으로 혈액이 혈관 벽에 미치는 힘이라는 점은 앞에서 이야기했다. 이때의 혈관은 주로 동맥혈관을 말한다. 혈액 역시 압력이 센 곳으로부터 약한 곳으로 흐르기 때문에 혈압의 작용으로 혈액순환이 순조롭게 이루어진다고 할 수 있다.

그리고 동맥 각 부위의 혈압은 심장에서 멀어질수록 낮아진다. 이를 보아도 혈액은 높은 곳에서 낮은 곳으로 흐르고 있음

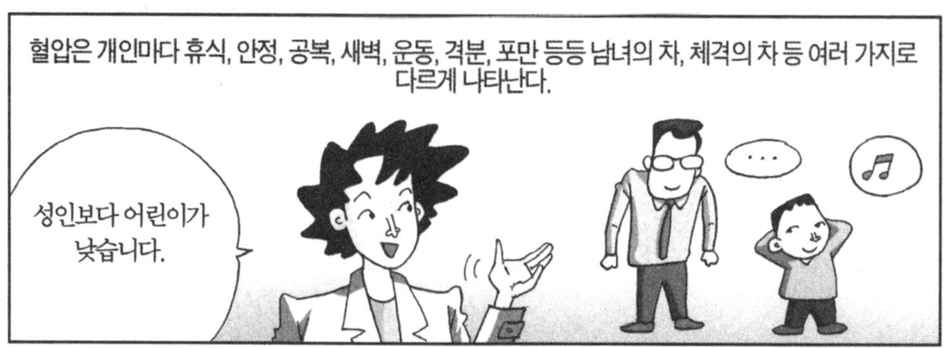

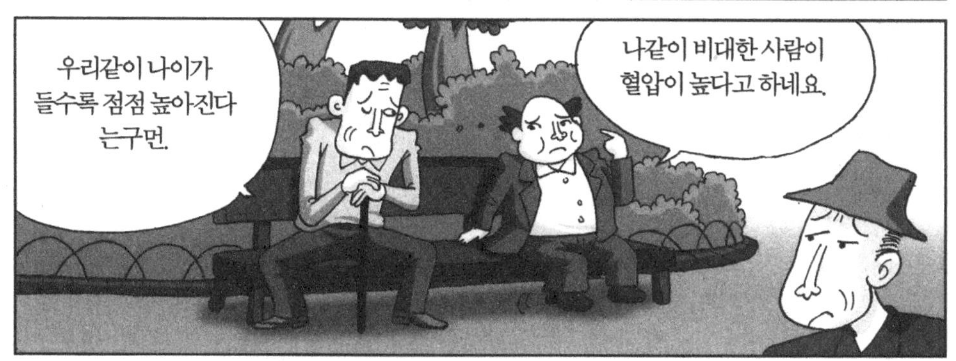

을 알 수 있다.

혈액이 가는 동맥을 흐를 때 저항을 받는 것을 말초혈관의 저항이라고 한다. 이것은 혈액량을 조절하기 위해 자율신경의 지배를 받아 이루어진다. 우리 몸이 보여주는 자연의 신비한 현상이다. 만일 이때 말초혈관저항이라고 하는 작용이 제 기능을 다하지 못한다면 신체는 어떠한 영향을 받게 될까. 혈액은 심장에서 내뿜어져 무조건 아래로만 흘러가게 되어 막히거나 터지는 사태가 벌어지고 말 것이다.

이제 혈압에 대해 좀 더 구체적으로 살펴보기로 한다.

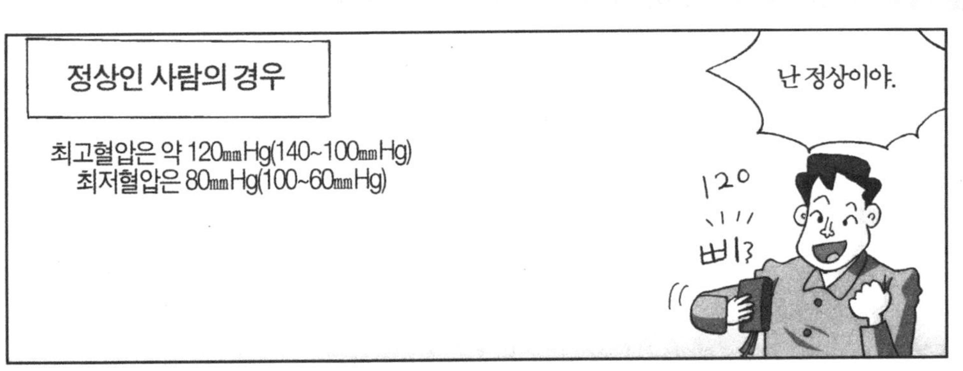

혈압에 대해 이야기를 할 때는 최고혈압과 최저혈압을 동시에 비교해야 합니다.
나는 최고혈압만 갖고 얘기 했는데…

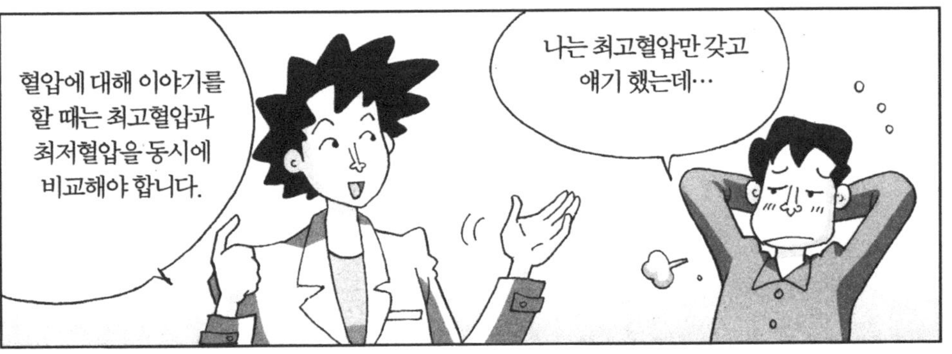

혈관 속의 피는 심장의 수축운동에 의해 흐르게 되어 있다. 곧 심장은 펌프처럼 심방에 들어 있는 혈액을 일정한 사이를 두고 일정한 힘으로 압력을 가해 대동맥으로 뿜어 내보낸다. 이때의 압력은 만일 대동맥에 구멍이 나 있다면 6~7m나 피가 솟구쳐 오를 정도의 무서운 힘이다.

혈관에서 작용되는 이 압력은 혈관의 입장에서 살펴보면 강력한 힘으로 진행되어 그 압력을 이겨 내기 위해 탄력성이 좋아야 한다. 그러나 이 혈관이 약해지거나 탄력성을 잃게 되면 무서운 사태가 초래된다. 즉 뇌출혈로 이어지게 되는 데 혈압과

혈관의 탄력성 사이에 심한 불균형이 빚은 위험한 사태이다.

혈압을 잰 후 그 혈압에 대한 진단을 내릴 경우 반드시 최고혈압과 최저혈압을 동시에 비교해 봐야 한다. 먼지 최고혈압이란 혈액이 심장의 심실이 수축되면서 대동맥으로 뿜어져 나올 때의 가장 높은 혈압을 말한다. 초고혈압은 또한 수축기혈압이라고도 한다. 한편 최저 혈압은 심실이 부풀어 오르면서 몸 안을 돌아온 피를 받아들일 때의 혈압을 최저혈압 또는 이완기혈압(확장기혈압)이라고 한다. 정상인 사람의 경우 최고혈압은 약 120㎜Hg(140~100㎜Hg)이고, 최저혈압은 80㎜Hg(100~60㎜Hg)이다. 동맥이 점점 갈라져 정맥 쪽으로 가까워질수록 낮아지는 혈압은 모세혈관에서는 약 30~20㎜Hg이며, 모세혈관을 거쳐 정맥으로 들어갈 때쯤에는 훨씬 낮아져 대정맥에서 혈압은 0㎜Hg또는 그 이하가 된다.

혈압은 개인마다 그리고 개인의 사정 즉 시간마다 다르게 나타날 수 있다. 혈압은 하루 중에도 그 변화가 심하다. 일반적으로 휴식, 안정, 공복, 새벽에는 혈압이 내려가고 운동, 격분, 포만, 저녁에는 상승한다. 그리고 남녀의 차에 따라 또한 체격의 차에 따라, 대동맥, 소동맥, 세동맥 등 부위에 따라 달라진다. 성인보다 어린이가 낮으며, 나이가 들수록 점차 높아진다. 비대한 사람의 혈압이 높은 경향이 있다.

고혈압의 분류

수축기혈압(mmHg)	혈압(mmHg)	처치
최적혈압	120 이하 그리고 80 이하	
정상혈압	129 이하 그리고 84 이하	2년안에 재검사
높은 정상혈압	130 ~139 그리고 85-89	1년안에 재검사

고혈압

1단계 140 ~159 또는 90 ~99 2달안에 확정

2단계 160 ~179 또는 100 ~109 1달안에 확정 3단계 180 이상 또는 110 이상 1주안에 확정

남녀의 혈압 차이(㎜Hg)

	남자		여자	
연령	최고혈압 평균치	표준편차	최저혈압 평균치	표준편차
20~24	127/119	13/12	75/71	12/12
25~29	127/119	13/13	76/71	11/12
30~34	127/121	15/14	77/73	12/12
35~39	130/125	18/17	80/76	13/12
40~44	133/130	20/20	82/79	14/13
45~49	135/136	22/23	84/81	14/14
50~54	141/143	24/25	85/85	15/14
55~59	146/147	24/27	85/85	15/14
60~64	150/152	28/28	87/87	15/15
65~69	158/159	29/29	89/88	16/14
70~	162/165	28/28	87/88	16/15

혈압의 단계와 진단

고혈압

세계보건기구(WHO)에서 정한 혈압의 4가지 기준

정상혈압
최고-139㎜Hg
최저-89㎜Hg

저혈압
최고-100㎜Hg
최저-60㎜Hg

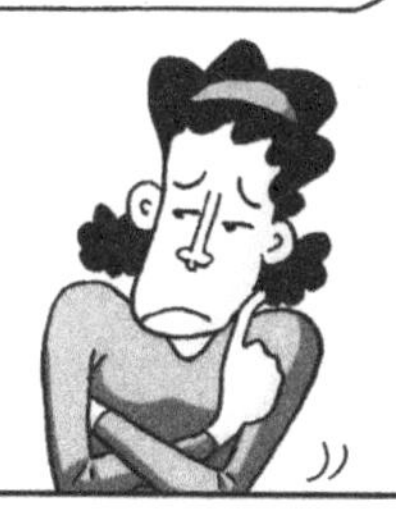

경계성 고혈압
최고-140~159㎜Hg이하
최저-90~94㎜Hg이하

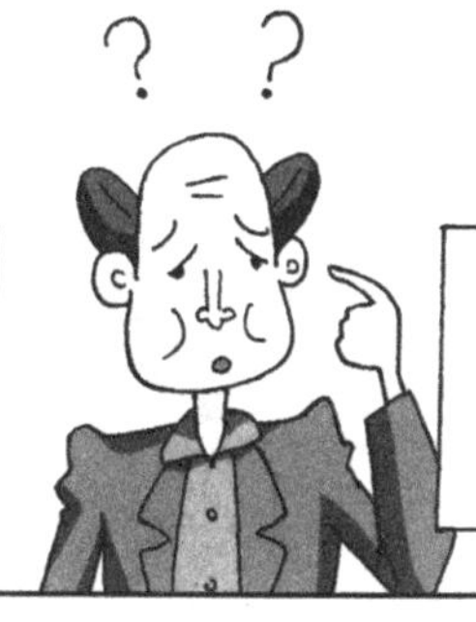

고혈압
최고-160㎜Hg이상
최저-95㎜Hg이상

고혈압 진단

혈압은 수시로 변동하므로 고혈압으로 진단하려면 최소 2번 이상 혈압을 측정해야 한다. 혈압 측정 30분 전에는 흡연이나 커피를 금해야 하고 최소 5분 동안은 안정을 취해야 하며 혈압을 잴 때는 말을 하면 안 된다. 측정시 등받이가 있는 의자에 앉아 팔을 심장 높이에 두고 혈압을 측정한다.

혈압은 일반적으로 네 가지의 단계로 나뉜다. 세계보건기구

저혈압
지속적으로 최고혈압이 100㎜Hg이하인 경우 저혈압이라고 한다.
성인의 정상혈압은 최고 110~139㎜Hg이하, 최저혈압이 89㎜Hg이하입니다.
그래서 내가 활동력이 떨어지고 무기력하구나.
저혈압의 자각증상들
피로
어지러움
귀 울림
권태
불면증
두통
빈혈
사고력 감퇴
시력감퇴
나는… 어디에 해당되지?

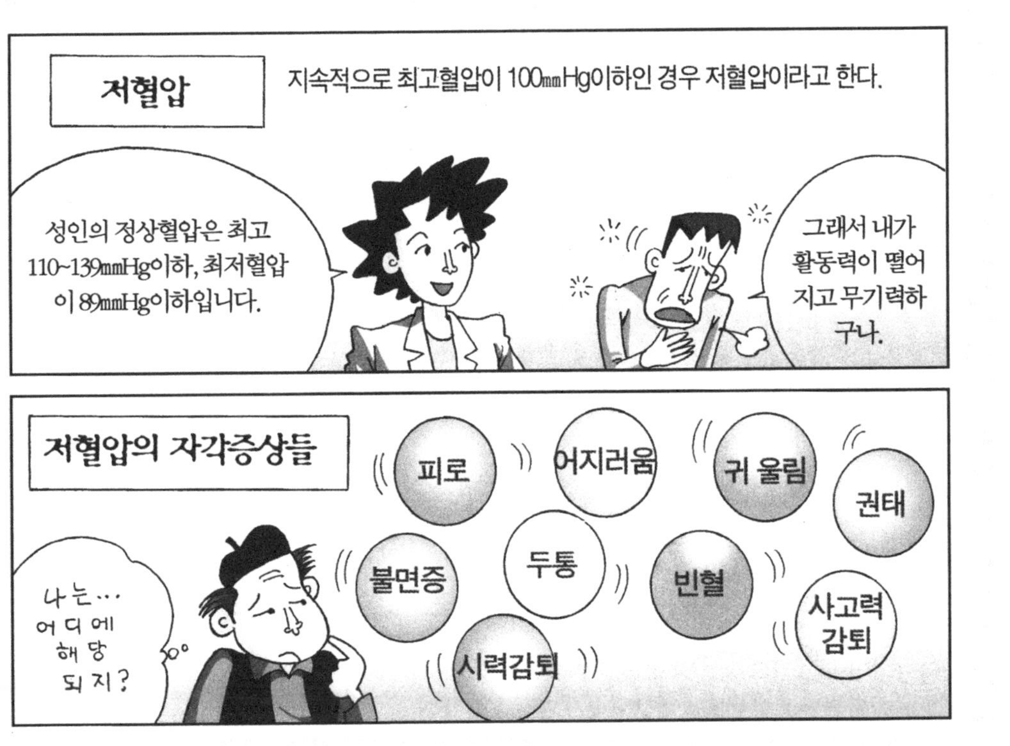

(WHO)에서 정한 'WHO 기준'에 따라 다음과 같이 단계에 따라 살펴 볼 수 있다.

첫째, 최고혈압이 139㎜Hg이하, 최저혈압이 89㎜Hg이하안 경우 정상혈압 단계라 할 수 있다.

둘째, 최고혈압이 100㎜Hg이하, 최저혈압이 60㎜Hg이하인 경우 저혈압 단계로 분류된다.

셋째, 최고혈압이 140에서 159㎜Hg이하, 최저혈압이 90 이상에서 94㎜Hg 이하인 경우로써 경계성고혈압이다.

넷째, 최고혈압이 160mmHg이상, 최저혈압이 95mmHg 이상인 경우로 이를 고혈압이라 한다.

수축기혈압이 140~159mmHg, 확장기혈압이 90~99mmHg 이면 1단계(경증) 고혈압이라 하고, 수축기혈압 160~179mmHg, 확장기혈압 100~109mmHg 이면 2단계(중등도) 고혈압이라 한다. 3단계(중증) 고혈압은 가장 심한 고혈압으로 수축기혈압 180mmHg, 확장기혈압 110mmHg 이상을 말한다.

이밖에도 혈압을 측정하는 것 이외에 위험인자, 합병증, 동반질환, 심장, 신장, 뇌, 눈의 손상 정도를 알아보기 위해 여러 가지 검사를 받아야 한다. 혈액검사로 혈중 콜레스테롤과 중성지방, 혈당, 간기능, 신장기능 등을 보고, 요검사로 단백뇨, 혈뇨, 요당 등이 나오는지 알아본다.

흉부 X-선촬영, 심전도, 안과검사 등을 시행하고 필요시 심초음파나 경동맥 검사 등도 실시한다. 병원에서 의사나 간호사가 혈압을 측정할 때 혈압이 실제보다 높게 측정되는 경우가 있는데 이를 '백의 고혈압' 이라 하며 이때는 가정에서 혈압을 측정해보거나 간이혈압계를 몸에 부착하여 일상생활에서 혈압의 변화를 보는 검사를 받아볼 수 있다.

일반적으로 정상혈압을 제외한 나머지 혈압의 단계 즉 저혈압, 경계성 고혈압, 고혈압은 비정상혈압으로 불안정한 혈압의 상태를 의미한다. 경계성 고혈압의 경우 어떤 자극으로 혈압이 일시적으로 올라간 상태일 경우가 많으며, 이는 정상에서 고혈압으로 진행되는 초기에 나타나기 쉽다. 이 단계에서 식사를 조절하고 적당한 운동을 한다면 고혈압으로의 진행을 막고 정상혈압으로 되돌릴 수 있다. 그리고 최고혈압과 최저혈압의 어느 쪽이든 혈압이 이상을 나타내게 되면 고혈압이다.

혈압에 대한 잘못된 생각의 하나로 혈압에 대한 기준을 최고혈압으로만 보는 현상이다. 그러나 혈압에 대한 문제는 최고혈압과 최저 혈압을 동시에 생각해야 한다.

고혈압의 원인 중 가장 큰 비율을 차지하고 있는 본태성 고혈압은 오르고 내릴 때 최고혈압과 최저혈압이 함께 오르내린다. 그러나 반드시 그렇지 않을 경우가 있다. 최고혈압이 정상이라도 최저혈압이 90mmHg 이상일 경우가 대표적이다. 이러한 대부분의 경우 동맥 끝이 동맥경화 등으로 혈관이 좁아졌기 때문에 일어나는 현상이다. 반대로 최저혈압은 정상인데 최고혈압이 높은 경우도 있다. 이는 노인성 고혈압에서 흔히 발견되며, 대동맥이 경화되어 나타나는 현상이다. 그리고 최저혈압이 표준보다 현저하게 높은 사람은 세동맥경화가 진행된 경우라고 생각되므로 일단 악성 고혈압을 의심해 보아야 한다.

최고혈압과 최저혈압의 차이인 맥압은 정상인 사람의 경우 보통 30~40 정도이다. 그러나 최고혈압이 105mmHg, 최저혈압이 85mmHg으로 맥압이 20밖에 안 되어도 염려할 일은 아니다.

저혈압의 진단

건강한 정상 혈압의 사람들 보다 활동력이 떨어지고 무기력한 상태를 갖게 되는 저혈압 환자들은 별다른 원인과 질병이 없이 지속적으로 최고혈압이 100mmHg 이하이다.

일반적으로 건강한 성인의 경우 최고 혈압이 110~139mmHg 이하, 최저혈압이 89mmHg 이하일 때 정상 혈압이라고 한다. 다. 100mmHg 이하라도 심장병에 의해 펌프작용이 약화되거나 심한 출혈에 의해 일시적으로 혈압이 내려갈 경우에는 이를 저혈압이라고 하지 않는다. 대부분은 체질적 원인에 의한 것으로 본태성 저혈압증이라고도 한다. 말초혈관의 긴장이 낮고 혈액에 대한 저항이 적다.

혈압이 정상보다 낮다는 것은 심장으로부터 먼 팔다리까지 혈액공급이 원활하지 못하다는 말이기도 하다. 저혈압의 구체적인 자각증상으로는 피로, 권태가 심하고 사고력이 감퇴되며, 불면증, 두통, 어지럼증, 귀울림, 시력감퇴 등의 증상을 들 수 있다. 특히 저혈압은 빈혈증상을 동반하기 쉽다. 빈혈이 심해지면 실신, 정신을 잃고 쓰러지는 사례도 드물지 않다.

저혈압 치료에는 정신적 과로를 피하여 안정을 기해야 하고, 식사 요법을 철저하게 지켜야 하며, 전문의의 지시에 따른 적절한 약을 규칙적으로 복용하는 등 철저한 자세로 임해야 한다.

진맥을 통한 질병

우리가 한의원을 찾게 되면 의사가 가장 먼저 살펴보는 것은 증상에 대한 질의와 환자의 맥을 짚음으로써 혈압을 파악하는 일이다. 이처럼 진맥을 통하여 환자가 처하고 있는 질병을 미리 파악할 수 있게 해주는 것이 혈압이다.

혈압이란 혈액이 혈관 벽에 미치는 압력이라고 했는데, 맥박 역시 혈액이 혈관에 미치는 힘에 의한 것이다. 그러므로 혈압과 맥박은 우리 몸 안의 동일한 생리구조를 다른 말로 표현한 것일 뿐이다.

한의학에서 맥의 종류를 맥동의 형상에 따라 수십 종으로 나누는데, 상용되는 것으로 28맥이 있다. 실제로 사람들의 맥의 차이는 그 얼굴 생김새가 다르듯이 각기 달라 거의 무한하다. 이와 같이 사람마다 맥의 상태는 각기 다르지만 상, 중, 하와 부, 중, 침을 아울러 살핀다. 맥 부위를 나타내는 상, 중, 하는 촌, 관, 척이라고 하는 맥학의 '3부'로, 병의 근원이 존재하는 곳을 알아내게 한다. 부맥이란 살짝 닿기만 해도 느낄 수 있는 상태의 맥을 가리킨다. 부맥이 심할 때는 눈으로도 식별이 가능할 정도이다. 중맥이란 조금 눌러야 느낄 수 있는 맥이고, 침맥은 힘주어 눌러야만 잡히는 맥이다.

맥은 사람마다 다를 뿐만 아니라, 또 끊임없이 변화한다. 맥의 변화를 일으키는 요인을 다음과 같이 다섯 가지로 구별해 볼 수 있으며, 이것이 한방에서 진맥의 기준이 된다.

첫째, 앞에서 말한 부, 중, 침.

둘째, 뛰는 맥과 맥 사이의 시간으로, 그 속도가 느린 '지', 빠른 '삭', 불규칙한 '난'이 있다.

셋째, 혈관에서 혈액의 흐름을 위한 운동 중에 일어나는 혈관의 크기, 곧 이완되었을 때의 혈관 상태인 '대', 수축되었을 때의 '소'가 있다.

넷째, 혈액 흐름의 상태로, 순조로운 '활', 순조롭지 않은 '삽'이 있다.

다섯째, 심장이 뛰는 힘으로, 강한 '실', 약한 '허'가 있다.

이들 다섯 가지 요인이 복합적으로 작용하여 다양한 맥의 상태가 나타나게 된다. 이러한 맥을 이용한 한방에서의 진맥은 네 단계로 나누어볼 수 있다.

첫째, 음양, 둘째, 허실, 셋째, 병의 원인, 넷째, 병원이 발생한 기관의 계통 등을 찾는다.

고혈압의 증상과 원인

증상을 통한 고혈압의 발견

저혈압 증세가 고혈압 증세와 비슷해서 함부로 혈압강하제 같은 약을 복용하면 위험합니다.
앉았다가 갑자기 일어설 때 어지러우면 전문의사의 진단을 받도록 한다.
핑
비틀
저혈압 치료에 주의할 점은 무엇인가요?
여기를 참조하십시오.
정신적 안정
식사요법 철저
적절한 약 복용

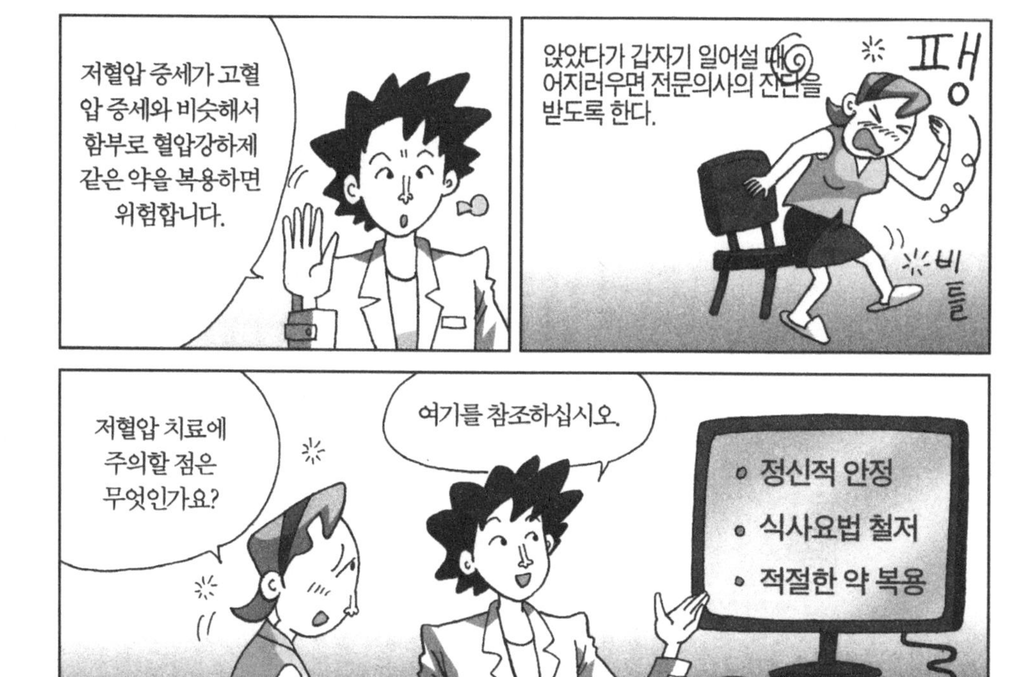

고혈압은 합병증이 없는 한 증상이 거의 없어 '침묵의 살인자' 라는 별명을 가지고 있다. 뒷머리가 당긴다거나 어지럽다는 증상을 호소하는 경우도 있지만 증상은 개인에 따라 심하게 차이가 나기 때문에 혈압이 아무리 높아도 증상이 없는 사람이 있는가 하면 혈압이 조금만 올라도 두통 같은 증상을 바로 보이는 사람도 있다. 하지만 고혈압 환자의 두통은 대부분 고혈압과 무관한 긴장성 두통인 경우가 많다. 만약 고혈압 때문에 두통이 발생했다면 매우 혈압이 높은 이른바 '악성 고혈압' 일 가능성이 높다. 어지럼증은 고혈압 환자가 약을 먹다가 혈압이

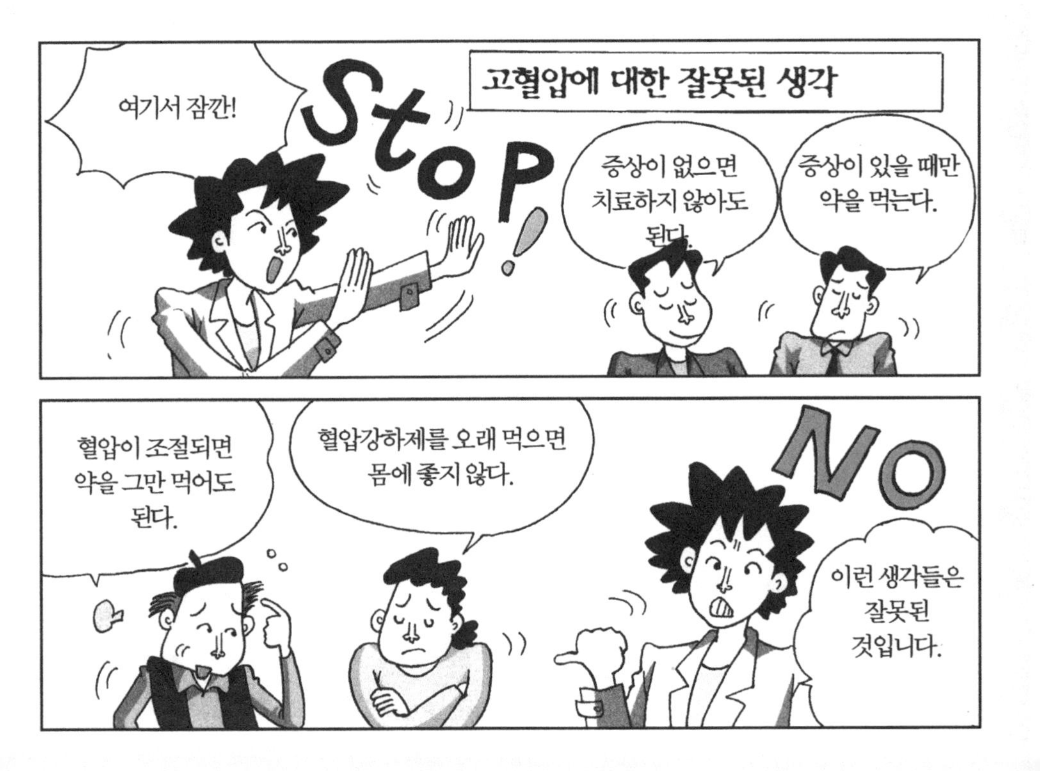

너무 떨어져 발생하는 경우가 많다.

고혈압의 가장 심각한 합병증으로 뇌출혈을 들 수 있는데 고혈압으로 뇌동맥이 파열되어 뇌조직의 손상을 일으키는 병을 말하며 뇌출혈이 발생하면 갑자기 한쪽 팔다리가 마비되고 감각 이상이 오거나 말을 못하게 되고 심한 두통 및 구토와 함께 의식을 잃고 쓰러져 수일 이내에 호흡 마비로 사망하기도 한다.

고혈압은 심부전의 가장 흔한 원인으로 이 경우 호흡곤란이 발생한다. 고혈압이 오래되면 심장 근육은 두꺼워지고 제대로 수축하지 못하여 호흡이 곤란해지는데 때론 밤에 숨이 차 눕지 못하고 앉아 있어야 하기도 한다. 고혈압 환자는 심장이 커져 산소가 많이 필요하기 때문에 협심증이 더 쉽게 그리고 더 심하게 나타난다.

고혈압이 오래되면 신장 기능이 떨어져 빈혈이 오거나 얼굴과 사지가 붓게 된다. 또 눈의 망막이 분리되거나 안구의 혈관이 터져 시력을 잃기도 한다. 경증이나 중등증의 본태성 고혈압은 증상 없이 몇 년이고 잘 지낼 수 있는 병이다. 간혹 혈압이 높다는 것을 안 뒤 비로소 두통, 어지럼, 피로감, 심계항진 등 비교적 막연한 증상들을 호소하는데 이것은 정서, 기분에 따라 변동이 심하며 더욱이 혈압의 높이와는 아무 상관이 없고 고혈압 이외의 병이나 신경증, 때로는 정상인에게도 얼마든지 볼 수 있다. 다음은 고혈압이 나타날 수 있는 대표적인 증상들이며, 세부적으로 살펴보기로 한다.

①두통

혈압이 높고 특히 가속성 고혈압일 때는 특히 아침에 심하고 낮에는 가라앉는 박동성 후두통을 경험한다. 시력장애까지 동반하는 악성고혈압에서는 두통이 극심하여 신속한 감압에 의하여서만 소실된다. 긴장성 두통은 전형적 고혈압성 두통과는 달리 박동성이 아니며 앞머리 부분에 통증을 호소하나 감별이 어려울 때가 많다.

② 심부전

고혈압이 오래 지속되면 심실벽이 두꺼워져 이에 맞서게 되나 한도를 넘으면 심부전에 빠져 심장성 호흡 곤란증을 나타낸다. 중등도의 혈압상승으로는 좌시무전이 일어나지는 않으나 악성 고혈압에서는 심부전에 빠지되 감압하면 바로 회복된다.

③ 신증상

고혈압은 오랜 경과 끝에 신경화증을 일으키나 가속성 또는 악성고혈압이 아니고서는 신부전까지 일으키는 일은 드물다. 중증고혈압환자는 때로 야간뇨나 드물게는 혈뇨를 보인다. 가속성고혈압에서는 수주일 내지 수개월사이에 신부전이 진행되어 사망한다.

④ 중추신경계증상

혈압이 급격히 상승하면 고혈압성뇌증을 일으켜 기민, 혼미, 혼수 등 의식장애와 경련을 일으킨다. 뇌동맥경화가 있으면 뇌혈관 사고에 의하여 심한 두통, 혼미, 혼수, 경련, 시력, 보행 및 언어장애 등을 일으킨다. 뇌졸중은 동맥경화로 뇌혈관이 막혀서 오는 뇌경색이 가장 많고 다음이 급격한 혈압상승으로 뇌혈관이 터져서 오는 뇌출혈이 있으며 심장 등에서 색전이 떨어져 나와 뇌혈관이 막히는 뇌색전증이 가장 드물다. 그 밖에 24시간 이내에 혼수, 마비, 언어장애 등이 소실되는 일과성 뇌허혈 발작 등이 있다.

자각증상을 통해서 고혈압을 발견할 수 있다!

고혈압은 저혈압과 달리 자각 증상이 없이 발견되는 경우가 많다. 저혈압의 경우 구토 및 어지러움 증상을 느끼게 되며 심한 경우 정신을 잃게 되지만 고혈압의 경우 뇌출혈이나 뇌졸중 등의 질병으로 발전하기 전까지 신체의 전조증상을 찾기 어렵다. 또한 증상이 있을 때라도 자세히 관찰하지 않고서는 느낄 수 없는 가벼운 것이거나 특징이 없는 것이어서 고혈압으로 알기 어렵다. 그러나 일반적으로 고혈압에 대한 간단한 증상은 다음과 같다.

첫째, 머리가 무겁고 아프다. 혈압이 높아지면 머리 쪽으로 가는 혈관이 바싹 당겨져 그로 인해 머리가 아픈 경우도 있고, 머리의 근육이 긴장해서 두통이 오는 경우도 있다. 고혈압이 원인이 되어 생기는 두통은 뇌혈관 긴장의 정도가 변화함에 따라 또는 뇌에 부종이 생겨 뇌 속의 압력이 높아지기 때문에 발생한다. 이때에는 일반적으로 통증이 후두부로 온다. 두통이 나면서 구역질이나 구토가 일어나는 경우도 있다. 만약 고혈압인 사람에게 이런 증상이 나타날 때는 곧 의사를 찾아야 한다. 흔히 위급성 중풍발작의 전조 증으로 많이 나타나기 때문이다.

둘째, 어지럽다. 어지럼증은 고혈압 환자에게서 자주 나타나는 증세의 하나이다. 가벼운 경우에는 눈이 어시럽고 몸의 중심이 잘 안 잡혀 넘어질 것 같은 느낌이 있을 정도이다. 그러나 심할 때는 정신을 차리지 못하도록 주위 사물이 빙글빙글 돌고 구역질이 나며 귀가 먹먹해지면서 귀울림 증상이 나타난다. 더욱 심한 때는 서 있지 못하고 쓰러지기까지 한다. 고혈압인 사람이 중풍발작에 대한 불안으로 신경증적인 어지럼증을 일으키는 경우도 있다.

셋째, 손발 저림 증이다. 손발이 저리는 증상은 고혈압증에서 자주 나타나는 증세이다. 아침에 잠자리에서 일어났을 때 손가락의 감각이 이상해진 것을 느끼게 되는 사람도 있고, 물건을 집으려 하거나 글을 쓰려 하다가 평소와는 다른 거북함을 느끼게 되는 사람도 있다.

이런 증상이 나타나는 것은 손이나 발의 동맥에 경화증이 와서 혈액순환이 때때로 저해받기 때문인 것으로 알려져 있다. 급성기 중풍발작의 전조로 나타나는 저림 증은 뇌 속의 지각중추가 자극되어 일어나는 경우가 많으므로 경계해야 한다.

넷째, 귀울림 증상이 나타난다. 귀울림은 뇌의 동맥경화로 인해 청각신경 가까이에서 혈액의 흐름이 불규칙하게 될 때, 이것이 귀울림으로 들리는 경우가 있다.

다섯째, 숨이 차고 가슴이 심하게 뛴다. 고혈압이 있는 사람은 조그만 충격이나 가벼운 운동에도 가슴이 심하게 뛴다. 이는 심장의 운동이 격렬해졌음을 뜻하고, 그것은 혈관 벽에 미치는 혈액의 압력, 곧 혈압이 높아진 것을 뜻한다. 고혈압이 있으면 심장의 부담이 커지기 때문에 심장이 커지고 힘은 약해진다. 조그만 충격이나 가벼운 운동으로도 폐순환이 장해를 받아 가슴이 몹시 뛰며, 때로는 숨이 가빠진다. 숨이 가쁜 것이나 가슴이 뛰는 것은 모두 심장증세에서 오는 것으로 서로 상관관계를 가지고 있다.

[고혈압의 자각증상]

혈 압	경 증 대부분 없음
중등증	두통(아침),후두통 박동성,어지럼
중 증	두통, 혼미,혼수,경련,시력장애
심 장	좌심 부전 호흡곤란(운동성,야간발작성,기좌)
신 장	신부전 야간뇨및 혈뇨
중추신경	뇌졸증 두통,어지럼,이명,기억력장애,감정불안
동맥 폐색증	간헐성파행증
대동맥 파 열	극심한 흉통
눈 망막증	시력장애

고혈압 환자에게 나타는 자각증상

세동맥경화

고혈압은 동맥경화의 원인 중 가장 큰 비중을 차지하고 있다. 동맥경화가 발생 후 고혈압이 발생하는 경우도 있지만 고혈압과 동맥 경화는 각기 다른 증상이다. 그러나 이 질병은 서로 원인이 되고 결과가 되기도 할 만큼 밀접한 관련이 있다. 거의 동시에 두 증상이 나타나는 경우도 많다.

동맥경화는 동맥에 지질 등이 죽처럼 끈적끈적하게 달라붙어서 마침내 동맥이 탄력성을 잃고 굳어버리는 증상이다. 이러한 증상은 대동맥이나 신체 각 중요 장기로 통하는 굵은 동맥에만 생긴다. 동맥경화의 초기에는 동맥의 내막에 지단백이 달라붙어서 실뭉치처럼 쌓이게 되는 현상이 나타난다. 이것을 방치해두면 점점 커져서 넓적한 혹처럼 되는데, 이렇게 되면 동맥의 탄력섬유가 망가져 혈압의 압력을 조절하는 기능을 잃게 된다. 증상이 더욱 악화되면 혈관 벽에 궤양이 생기고 이 궤양 주변에는 석회가 달라붙는다.

이러한 병변이 뇌동맥이나 심장의 관상동맥에 생기면 혈관의 안지름이 좁아져 혈액의 흐름이 방해받게 된다. 심한 경우 아주 혈관을 막아버려 혈액이 흐르지 못하고, 이런 부위에는 영양분과 산소가 공급되지 못함으로써 조직이 죽어버리는 사태를 맞게 된다. 이런 위험한 사태가 뇌에서 발생하면 뇌 연화증이 발병하고, 심장에서 일어나면 심근경색증이 발병한다. 세동맥의 경화는 이렇게 동맥혈관의 조직괴사가 원인이 되어 나타난다.

안저동맥의 변화

고혈압 증상이 나타난다면 안저 동맥의 변화에 주의해야 한다. 고혈압은 언제나 안저 동맥의 변화를 안고 오는 데 이로 인하여 고혈압을 검사할 때는 반드시 안저검사를 하게 된다. 안구는 뇌와 아주 밀접한 관계에 있다. 뇌를 직접 들여다볼 수 없으므로 안구를 통해 안저에 드러나 있는 혈관의 상태를 보면 뇌혈관의 상태를 짐작할 수 있다. 안저동맥의 변화는 그 진행 정도에 따라 제1도에서 4도까지 4단계로 나누어 보고 있다. 제1도는 가장 가벼운 증세이며 단계가 높아갈수록 증세는 무거워진다.

첫째, 제1도 변화는 안저의 세동맥이 약간 좁아진 상태로 동맥경화의 증상은 아직 보이지 않고 고혈압의 정도도 가볍다. 안정함으로써 혈압은 정상을 회복할 수 있는 아주 가벼운 고혈압증이다.

둘째, 제2도 변화는 중등 정도의 고혈압으로, 동맥경화가 약간 있거나 때로는 심한 경우도 있다. 안정만으로 혈압을 내릴 수도 있으나 때로는 심한 경우도 있다. 안정만으로 혈압을 내릴 수도 있으나 내려가지 않는 경우도 있다.

셋째, 제3도 변화는 중증의 고혈압증으로, 세동맥에 경화증이 뚜렷하고 출혈 또는 출혈 흔적이 보인다. 혈압은 매우 높고 안정을 취해도 내려가지 않는다. 혈압강하제를 복용해도 효과가 나타나지 않는다.

넷째, 제4도 변화는 악성 고혈압증으로, 동맥경화와 출혈, 출혈흔적은 물론 안저유두에 부종이 보인다. 지난날에는 이 단계에 이른 환자는 대개 1~2년 안에 죽는다고 말해왔다. 그러나 최근에는 고혈압 치료법의 발달로 적절한 치료를 충실하게 받으면 죽음으로부터 안전하게 삶을 이을 수 있다.

관상동맥경화

관상동맥이란 심장의 활동을 위해 심장근육으로 이어진 것을 말한다. 심장에서 나온 혈액은 먼저 대동맥으로 갔다가 다시 각부 장기 조직으로 이어진 동맥으로 흘러간다. 심장을 둘러싸고 있는 관상동맥에 경화증이 생겨 혈액의 흐름이 장애를 받으면 심장근육에는 혈액이 모자라 활발한 활동을 할 수 없게 된다. 이렇게 심장근육의 활동이 장해를 받으면 힘차게 펌프작용을 하지 못하게 된다. 이런 상태가 지속되면 심장근육에 산소나 영양분 공급이 충분하지 못하게 되어 협심증 발작이라고 하는 특유의 격심한 통증이 일어난다. 가슴 한복판에 이물질이 들어 있는 듯 한 중압감과 함께 극심한 초조와 불안감이 일어난다.

협심증 발작은 퍼져나가는 것이 특징이다. 이러한 아픔도 몇 분 동안 지속되다가 언제 그랬느냐는 듯이 깨끗이 끝난다. 그러나 통증이 지속되는 동안은 움직일 수도 없고 아프다는 말을 할 수도 없을 정도로 심하다. 협심증 발작은 열심히 일하고 있을 때나 빠르게 달리고 있을 때, 정신적 충격을 받거나 갑자기 추위에 노출되었을 때 일어나기 쉽다.

신장의 병변

고혈압이나 동맥경화로 인해 신장에까지 그 영향이 미치게 될 때 병세는 위중한 말기라고 할 수 있다. 신장 동맥이 굳어져서 신장조직이 손상당하는 데는 상당히 오랜 시간이 걸리기 때문이다. 신장이 그 기능을 수행하지 못하게 되면 혈액 속의 노폐물이 쌓여 요독증이 진행된다. 요독증은 신장장해의 마지막 상태로, 생명에 위협을 주는 무서운 증세이다.

고혈압과 신장과의 관계는 밀접하다. 신염이나 신장장해가 있으면 혈압이 높아지는 것도 잘 알려진 사실이다. 이것이 바로 신성 고혈압이다. 그러나 신성 고혈압은 신장병이 나으면 고혈압 증세도 치유된다. 악성 고혈압은 신장의 기능에 많은 영향을 미친다. 고혈압증검사 때 안저검사와 함께 신장 기능검사를 받아야 하는 이유가 여기에 있다.

고혈압 발병 원인

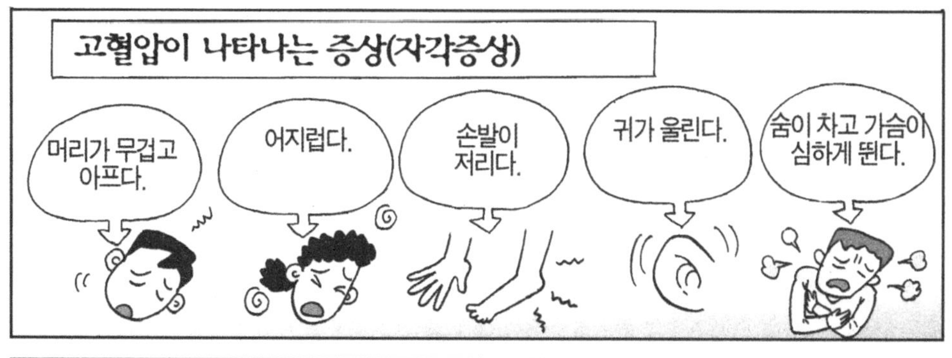

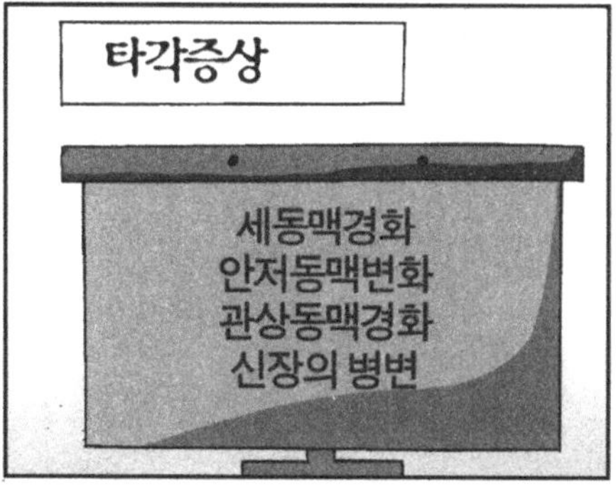

고혈압의 검사방법
안저 검사
심전도 검사
병원
콜레스테롤 측정
신장 검사

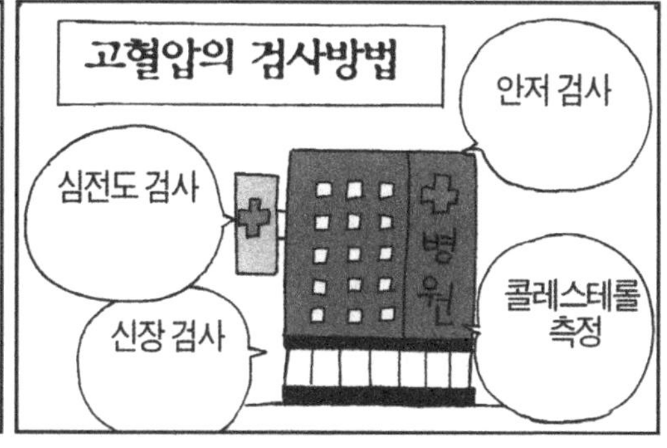

앞서 살펴 본 바와 같이 고혈압은 순환계의 혈압이 정상범위보다 높은 상태를 말한다. 이러한 고혈압의 가장 큰 유인은 타고난 체질에다 식생활과 사회 환경, 기후적인 조건 등이 복합적으로 작용하는 것으로 나타난다.

고혈압은 유전적 소인이 있어서 부모가 모두 고혈압이면 자녀는 90%가 고혈압이고, 부모 중 한쪽이 고혈압이면 자녀는 40~50%가 고혈압이 된다. 나이가 증가할수록 고혈압이 잘생기고 여자보다는 남자에게 많으며 여성도 폐경이 지나면서 증가한다. 소금 섭취량이 많은 사람과 비만한 사람에게서는 고혈

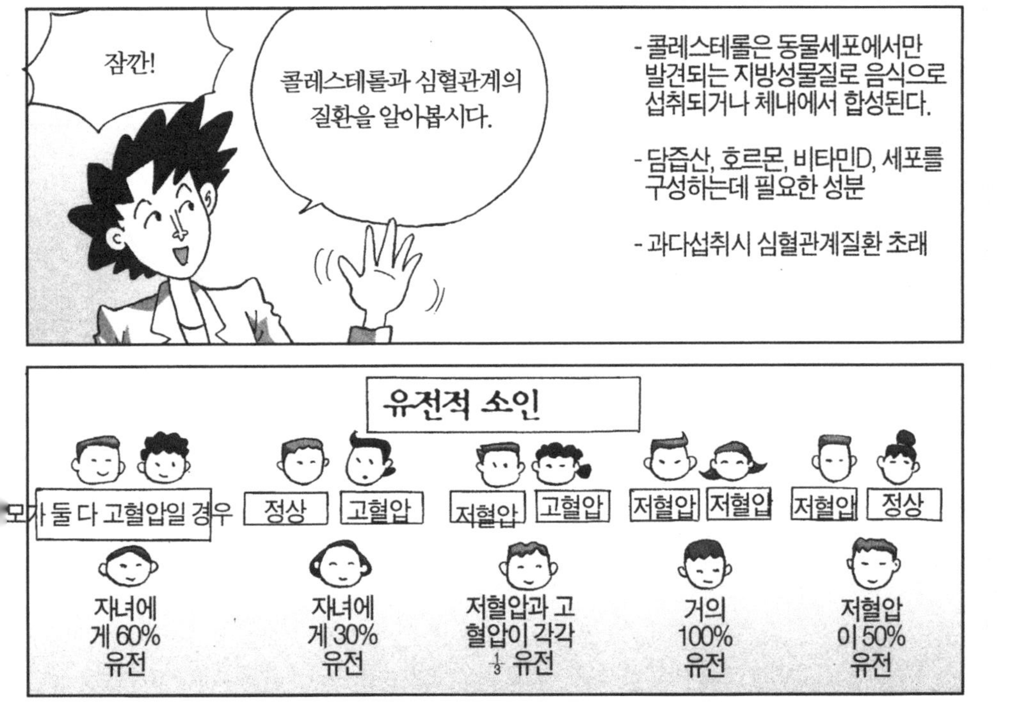

압이 쉽게 발생하고 흡연과 과음도 혈압을 상승시킨다. 스트레스, 운동부족, 공격적이고 긴장을 잘 하는 성격 등도 혈압 상승의 원인이 될 수 있다. 다음에서는 이 원인들에 대해 구체적으로 살펴보기로 한다.

유전적 요인이 부르는 고혈압

혈압의 결정에는 유전적 소인이 가장 크게 작용한다고 한다. 그렇다고는 하지만 고혈압 자체가 부모로부터 유전한다는 말은 아니다. 고혈압은 유전적 소인에 환경적 인자가 작용한 결과이기 때문이다. 그러므로 유전적 소인을 타고난 사람이라 할지라도 고혈압을 유발하는 환경적 요인만 차단한다면 일생 동안 고혈압에 대한 걱정으로부터 자유로울 수 있다. 이러한 전제 아래 객관적으로 드러난 유전적 소인에 대해 알아보기로 한다.

첫째, 부모가 다 고혈압일 때 자녀에게 고혈압 체질이 유전될 가능성은 60%이다. 그러니까 자녀가 5명일 때 3명은 고혈압 체질을 물려받고, 너머지 2명은 정상 체질을 타고난다는 것이다.

둘째, 부모 가운데 한 사람은 정상이고 다른 한 사람만 고혈압인 경우 그 자녀에게 고혈압이 나타날 가능성은 30%이다. 곧, 자녀가 3명이라면 그중 1명이 고혈압 체질을 물려받게 된다.

셋째, 부모 가운데 한 사람은 고혈압이고 다른 한 사람은 저혈압인 경우 그 자녀에게 고혈압이 나타날 가능성과 저혈압이 나타날 가능성, 정상이 나타날 가능성은 각각 3분의 1씩이다.

넷째, 부모가 다 저혈압일 때 자녀에게 저혈압이 나타날 가능성은 거의 100%이다. 저혈압의 경우 체질적으로 유전인자가 강한 것으로 알려져 있다. 그러나 저혈압은 중풍이나 심장병 등으로 진행되지 않기 때문에 오히려 장수하는 경향이 있다.

다섯째, 부모 가운데 한 사람은 저혈압이고 다른 할 사람은 정상인 경우 자녀에게 저혈압 체질에 나타날 가능성은 50%라고 보고 있다.

그러나 중요한 점은 부모가 모두 정상이라고 해서 고혈압으로부터 절대적으로 안전하다 할 수는 없다. 고혈압에는 유전적 소인 이외에 많은 유발요인이 있기 때문이다. 그리고 부모로부터 고혈압이나 저혈압이 유전적 소인을 물려받았다고 해도 지나치게 걱정할 필요는 없다. 자신의 체질을 알게 됨으로써 보다 적극적으로 대비, 예방하게 되어 오히려 건강한 삶을 가꿀 수 있기 때문이다.

과로와 스트레스는 질병에 이르는 길

현대인들은 속도화와 경쟁 속에서 바쁘게 살고 있다. 패스트푸드와 피로가 누적된 삶 속에서 인간은 예전에 없던 질병들이 하나 둘 생기고 또 늘어가고 있다. 특히 중년기에 접어든 사람들에게는 삶 자체를 위협하는 무서운 질병들이 여기저기 도사리고 있다. 중풍, 심장병, 신장병, 당뇨병 등과 함께 고혈압 역시 바쁜 현대의 삶에 휘둘리며 정신없이 살고 있는 현대인에게 무서운 질환이다.

문명병이라고 불리는 현대인들의 질병에 많은 사람들이 노출되어 있다. 문명병의 명칭은 문화생활을 누리는 사람들이 잘 걸리는 이유에서 비롯되었다. 고혈압이 문명병인 이유의 하나는 미개지 주민에게는 고혈압은 거의 발생하지 않는다.

에스키모나 아프리카 주민들의 주식은 육식으로 자연히 동물성 지방섭취가 많을 수밖에 없다. 그런데도 고혈압 환자는 거의 찾아보기 어렵다. 건강을 지키기 위해 우리 삶의 조건인 현대생활이란 환경을 적극적으로 극복해 나가야 할 이유가 바로 여기에 있는 것이다.

우리 몸에서 심장은 온몸에 혈액을 공급하기 위해 자동적으로 수축과 이완작용을 번갈아가며 쉬지 않는다. 심장의 이 기능을 담당하고 있는 것이 교감신경과 부교감신경이라는 자율신경이다.

심장의 박동은 이들 신경의 영향을 받고 있다. 곧 교감신경의 작용이 활발할 때는 심장의 활동도 활발해진다. 그래서 1분간에 60~70번쯤 뛰던 심장박동이 100번 이상 뛰게 된다. 그렇게 되면 심장이 내뿜는 혈액의 양은 많아지고 따라서 혈압도 높아진다. 그리고 맥박이 빨라지고 가슴이 뛰게 된다.

부교감신경이 작용할 때는 심장의 박동은 평상시보다 느려져 1분간에 50번쯤이나 그 이하로 내려간다. 그리고 혈압도 내려가고 맥박도 느려진다. 이렇게 혈압은 자율신경에 의해 조절되고 있다. 그런데 자율신경이 가장 민감하게 영향을 받는 것이 바로 스트레스이다.

한방에서는 모든 질병의 원인을 내인과 외인으로 구분하는데 내인에 더 많은 비중을 둔다. 그중에서도 칠정 즉 희, 노, 우, 사, 비, 공, 경의 손상에서 오는 마음의 병, 곧 정신적인 요인인 스트레스를 중요하게 생각한다. 그래서 마음의 병, 곧 정신적인 요인인 스트레스를 중요하게 생각한다. 그래서 한방 양생법에서는 건강의 비결을 언제나 마음을 편안하게 하는 데 두고 있다. 병에 대한 이러한 생각 때문에 우리 선조들은 첫째가는 명의를 정신요법을 통해 병을 예방하고 치료하는 심의로 보았다. 두 번째가 음식으로 병을 고치는 식의, 약을 써서 병을 고치는 약의를 세 번째로 쳤다.

우리 일상생활에서 흔히 발생하는 갖가지 감정의 흐름들은 교

혈압측정 유의점

재기 전에 심호흡을 하고 안정을 한다.
화장실을 다녀 온다.
식사직후는 피한다.
담배를 피우지 않는다.
추운 곳에서 들어온 직후는 피한다.
여러 번 잰다.
또.
부정맥이 있는 사람은 병원에서 측정한다.
병원
이런 사항들은 꼭 유의하세요.

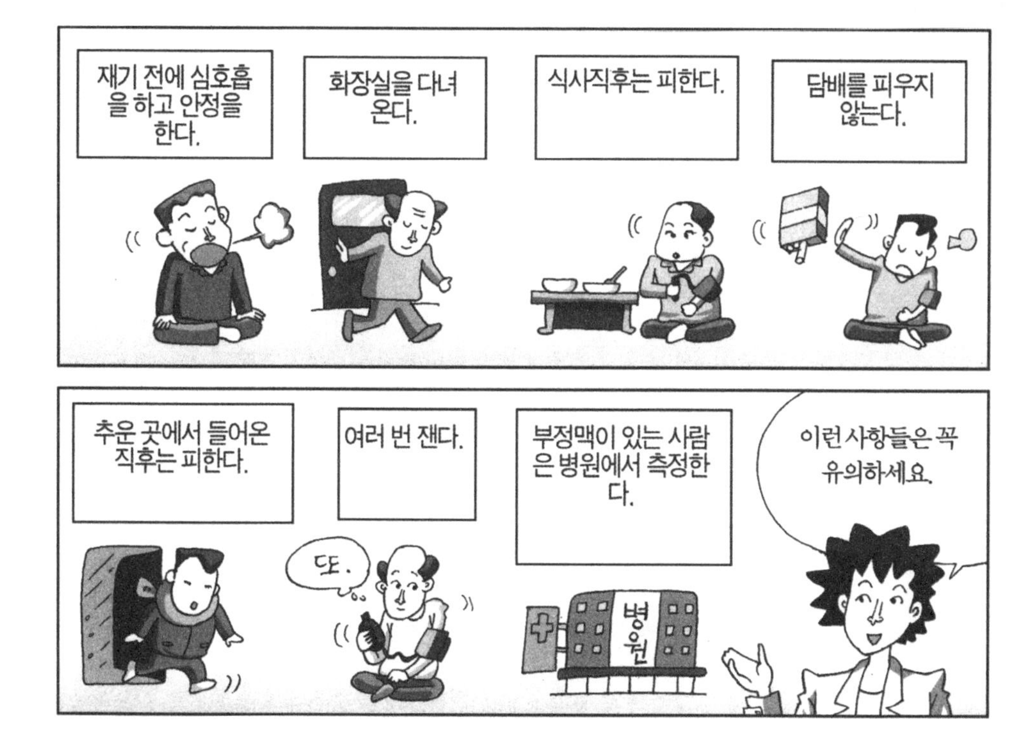

감신경 또는 부교감신경을 자극함으로써 혈압을 높이거나 낮춘다. 지나친 흥분이라든지 긴장, 불안, 초조, 성냄, 슬픔, 그리고 기쁨의 감정까지도 자율신경에 그대로 전달되어 혈압에 영향을 미치는 것이다. 한방에서 말하는 칠정은 바로 이러한 인간의 온갖 감정을 일컫는 것으로서 이 역시 그대로 자율신경에 전달되어 혈압 등에 절대적인 영향을 미친다.

스트레스가 우리 몸에 어떻게 작용하는지 구체적으로 살펴보기로 하자. 우리의 몸은 스트레스를 받으면 곧장 방위본능이 작용해 대처한다. 곧 되는 우리 몸의 두 가지 경로를 통해 스트

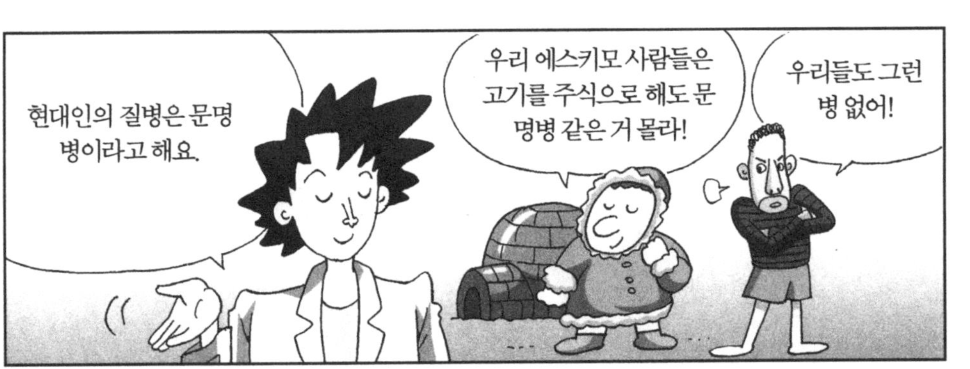

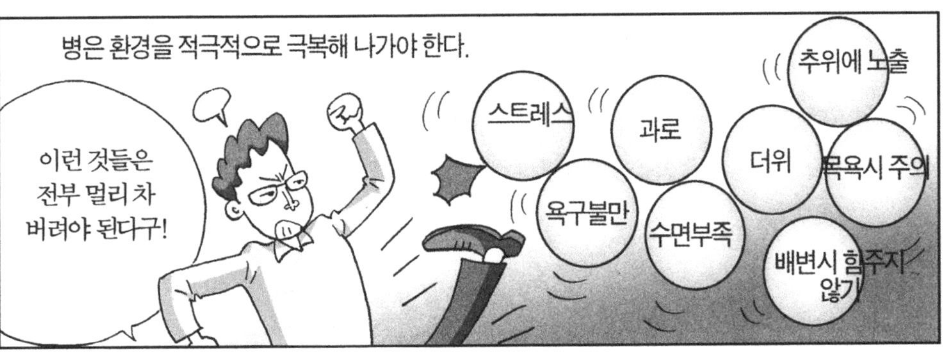

레스에 대한 대처를 지시한다. 그 하나가 앞서 설명한 자율신경을 통한 것이고, 다른 하나는 내분비계를 이용한 것이다. 곧 스트레스를 느끼면 뇌하수체에서 호르몬을 분비하고, 이 호르몬이 부신에 작용해 아드레날린이 분비되도록 한다. 이 아드레날린은 심장 등의 활동을 촉진하는 호르몬으로 이 때문에 심장의 박동이 빨라지고 혈압이 상승하게 된다. 이렇게 우리 몸은 스트레스에 대해 자율신경계의 교감신경과 내분비계 호르몬을 이용해 철저하게 대응, 혈압을 상승시키고 있다.

이때 정신적 감동이나 충격, 곧 스트레스의 크기가 클 때 교감신경은 보다 강하게 작용한다. 그 결과 혈압의 변동 폭이 비정상적으로 상승하기도 한다. 비정상적으로 상승한 혈압은 대부분 스트레스의 원인이 사라지면 정상혈압으로 회복된다. 그러나 스트레스가 지속될 경우에는 비정상적으로 오른 혈압도 내려가지 않고, 심한 경우에는 심장, 뇌혈관 등에 손상을 입어 사망에 이르게까지 된다.

아드레날린 등이 혈압상승에 관여하는 것은 이에 한하지 않는다. 스트레스에 의해 아드레날린이 분비되면 그 자극으로 인해 이것이 자극제 구실을 하여 피하지방에서 유리지방산이 떨어져 나온다. 동맥경화를 유발하기도 하는 유리지방산은 간으로 가서 중성지방이 되고, 이 중성 지방이 혈액으로 흘러나와 피하지방에 쌓이면 살이 찌게 되어 비만으로 이어진다. 이처럼 스트레스는 혈압을 상승시킬 뿐만 아니라 비만증의 원인이 되고 동맥경화의 유발인자로서 작용하기도 한다.

참을성이 없고 공격적이며 경쟁을 좋아하는 전형적인 A 형 성격을 가진 사람들은 고혈압이 잘 생긴다고 알려져 있다. 그러나 그건 꼭 들어맞는 현상은 아니다. A형 성격을 가진 사람 중에도 정상 혈압을 가진 사람들이 많으며, 느긋한 성격을 가진 사람 중에도 혈압이 높은 분들이 많이 있다. 스트레스는 혈압을 일시적으로 올릴 수 있다. 예를 들어서 두려움 때문에 긴장된 순간에는 혈압이 일시적으로 올라간다. 하지만 긴장을 늦추면 올라갔던 혈압은 다시 정상적으로 내려온다. 고혈압이 있는 환자의 경우, 긴장을 늦추는 것만으로는 혈압이 정상화되지 않는다. 그러나 스트레스를 조절하는 것은 다른 이유로도 매우 중요하다.

즉 스트레스를 조절하면 혈압 조절이 더 잘 된다.스트레스에 의해 올라간 혈압은 잘 조절이 되지 않는다. 스트레스를 덜 받게 되면, 생활습관 조정과 약물 사용을 통한 혈압 강한 효과가 개선된다. 그러므로 긍정적인 태도를 갖는 것이 무엇보다 중요하다.

지금까지 살펴본 것처럼 고혈압인 사람에게는 스트레스, 곧 정신적인 요인의 영향이 매우 크다. 그러므로 고혈압인 사람은 신경이나 호르몬계에 변조가 생겨 혈압이 올라가지 않도록 정신적 안정을 취하는 것이 무엇보다 중요하다. 혈압이 높다고 하여 지나치게 걱정하는 것은 불필요할 뿐만 아니라, 오히려 위험요인이 되기까지 한다. 고혈압에 대한 걱정 자체가 스트레스가 되어 혈압을 높일 수 있기 때문이다.

현대에 들어 과로사가 문제될 만큼 과로는 우리의 건강에 중요한 요인으로 드러나고 있다. 과로란, 우리 몸의 각 부위가 정도 이상으로 무리를 하면서 활동하고 있는 상태를 말한다. 이때 교감신경은 우리 몸의 활동력을 한계 이상으로 끌어올리기 위해 매우 활발하게 작용하게 된다. 심한 일을 하고 난 뒤나 격심한 운동을 하고 난 뒤 곧 혈압을 재보면 평소보다 올라 있게 마련이다.

일반적으로 일을 할 때는 혈압이 오르고 쉴 때는 혈압이 내려간다. 만약 쉴 때도 혈압이 내리지 않는다면 어딘가 병적인 장애가 발생한 것이다. 그런데 일할 때 피곤해지는 것은 육체노동의 경우에만 그런 것은 아니다.

흔히 정신노동을 할 때는 육체를 움직이지 않기 때문에 피로해지거나 혈압이 오르는 일은 없을 것이라고 생각한다. 그러나 육체노동은 열량소비가 많다는 것뿐, 정신노동은 정신적 긴장으로 오히려 혈압상승을 초래하기가 쉽다.

과로는 모든 사람에게 좋지 않지만, 특히 혈압이 높은 사람이라면 일을 할 때 다음 몇 가지 사항에 유의해야 한다.

첫째, 일하는 도중에 반드시 휴식을 취한다. 이렇게 하는 것은 혈압 상승요인을 제거하는 효과가 있다.

둘째, 일반적으로 혈압이 높은 사람이 낮은 사람보다 활동적이다. 그래서 일에 빠져들기 쉽고, 그 결과 자칫 휴식의 필요성을 잊은 채 지속적으로 일을 하게 되기 때문에 조심해야 한다.

셋째, 오랜 시간 일하고, 한꺼번에 쉬는 휴식태도는 좋지 않다.

언제나 여유 있게 에너지를 저축하면서 일을 하도록 한다. 그렇게 하는 쪽이 한꺼번에 많은 일을 집중해서 처리하고 지치는 것보다 전체적인 일의 능률면에서도 효과적이다.

지금까지 살펴본 것처럼 과로는 우리 몸을 지치게 해 일이 끝난 뒤에도 피로감에 젖어 있게 한다. 과로 뒤에라도 충분한 수면을 취해 언제나 피로를 풀어주어야 한다. 과로와 수면부족이 겹친다면 무서운 결과를 초래할 수 있기 때문이다.

피로가 날마다 더해 쌓인다면 우리 몸은 내구력이 약해진다. 그렇게 되면 무슨 일이건 더욱 쉽게 지치고 참을성도 없어진다. 몸의 피로나 마음의 피로는 언제나 금방금방 풀어주는 것이 건강한 삶을 위해 가장 좋은 태도이다.

첫째, 현실에 맞는 실현성 있는 욕망을 설정한다.

둘째, 모든 일을 판단하는 데 주관보다 객관적인 태도를 취한다. 이러한 태도를 지킬 수만 있다면 감정발동은 어느 정도 자신의 뜻대로 조절할 수 있다.

셋째, 내 말, 내 생각만 주장하지 말고, 상대방을 이해하고 상대방의 입장에서 판단하는 태도를 몸에 익힌다.

넷째, 모든 일을 정확하게 알고 난 뒤 근심하든 걱정한다. 쓸데없이 걱정부터 하지 않는다.

다섯째, 필요 이상의 정의감은 주관의 치우친 형태일 수 있다.

객관적인 통찰이 배제된 주관적 정의감은 자칫 편견에 빠질 우려가 있다.

여섯째, 사태를 정확하게 판단한 뒤 단념하는 법을 배운다. 어떤 경우 빨리, 깨끗하게 단념하는 것은 현실적으로도 유리하고 정신긴장에도 좋다.

충분한 숙면은 보약

혈압은 잠을 자고 있는 동안 내려가게 되는 데 예를 들어 낮 동안 최고혈압이 160mmHg, 최저혈압이 90mmHg인 사람이 잠들면 최고혈압 120mmHg, 최저혈압 85mmHg으로 조절된다. 수면을 취하는 시간은 사람에 따라 다르다. 많은 사람들이 오래 자는 것을 충분한 수면이라고 생각하지만, 실제로 충분한 수면과 잠자는 시간은 반드시 비례하지는 않는다. 수면시간이 중요한 것이 아니라 질이 중요한 것이다. 네 가지의 수면 단계가 적절하게 일어나며 깊은 숙면을 취하는 질이 최고가 되어야 한다.

숙면을 취하기 위해서는 평소 마음의 안정이 있어야 한다. 근심과 걱정에 싸여 있는 상태에서는 깊은 잠을 잘 수 없다.

수면 중에 꾸는 꿈은 혈압이 높은 사람에게는 좋지 않다. 밤중에 잠을 자다가 심장발작을 일으킨다든지 급성 중풍을 일으키는 사람이 있는데 이것은 꿈과 많은 관련이 있다. 곧 꿈을 꾸면 혈압이 올라가면서 자율신경의 활동을 촉진해 심장발작이나 중풍을 일으킨다는 것이다. 악몽을 꾸게 되는 경우에는 더욱 그러하다.

잠을 깰 때도 주의해야 한다. 억지로 잠을 깨는 것보다는 자연스럽게 깨어나는 것이 좋다. 잠을 자지 못할 때일지라도 편안한 마음으로 누워 있으면 그만큼의 효과를 거둘 수 있기 때문이다. 누워 있다는 것은 안정이며, 안정하면 혈압은 내려가게 마련이다.

날씨변화에 따른 혈관 수축에 유의하세요.

통계적으로 보았을 때 우리나라에서는 겨울철에 중풍을 일으키는 사례가 가장 많다. 그것은 추위에 노출되면 혈관이 수축되고 혈액의 흐름이 좋지 않아 심장의 부담이 커지면서 혈압이 올라가기 때문이다. 특히 혈압이 높은 사람은 차가운 자극에 예민해 혈압상승의 폭도 그만큼 더 크기 때문이다.

추위와 혈압상승을 증명해 보인 것으로 '한랭승압실험' 이 있다. 이것은 물통에 4℃ 가량의 찬물을 붓고 그 속에 손이나 발을 약 1분 동안 담그고 있게 한 뒤 혈압을 측정해 보는 실험이다. 이 실험결과 건강한 사람이라도 차가움에 손발을 노출했을 때 혈압이 올라간다는 사실이 밝혀졌다. 이 실험을 고혈압 환자를 대상으로 하여 실시했을 때는 더욱 심한 혈압상승 현상이 발견되었다. 최고혈압이 150~160mmHg인 사람에게 이 실험을 실시한 결과 200mmHg까지 혈압이 상승했다.

이 실험에서 확실하게 알 수 있는 것은 차가운 것은 혈압을 상승시키는 작용을 한다는 사실이다. 그리고 추운 데 있던 사람의 손발이 찬 것은 추위에 혈관이 좁아져서 혈액의 흐름이 적어졌기 때문이다. 또한 추위로 인해 아드레날린 등의 호르몬 분비가 많아지는데, 이것은 혈압상승작용을 하는 호르몬이다.

그리고 추위가 혈압을 상승시키는 또 다른 원인은 추우면 땀을 흘리지 않는다는 점 때문이다. 땀 속에는 상당량의 염분이 들어 있는데 땀으로 몸 안의 염분이 배설되지 않아 이것이 혈압 상승의 요인이 되는 것이다. 그래서 겨울에는 외출할 때 특히 주의해야 한다. 옷을 따뜻하게 입어야 하며 갑자기 찬바람을 쏘이지 않도록 한다.

추위를 막기 위해 보온에만 주의를 기울여서는 안 된다. 피부를 단련하여 추위를 이겨내는 것도 보온 못지않게 중요하다. 규칙적으로 아침마다 건포마찰을 하여 피부를 따뜻하게 하고 말초혈관의 수축을 막아 혈액순환을 촉진시키는 것은 고혈압의 예방뿐만 아니라, 추위를 이기고 피부를 단련하는 등의 세 가지 효과가 있다. 피부의 말초혈압에 저항력을 키워주면 다소 추운 기후에도 쉽게 혈압이 올라가지는 않는다.

추위에 민감한 혈압의 특성상 고혈압인 사람은 냉난방에도 주의를 기울여야 한다. 잘된 난방에 대해서는 걱정하지 않아도 좋지만 냉방에 대해서는 주의해야 한다. 고혈압인 사람은 냉방이 잘된 실내에 오래 있는 것은 피해야 한다.

여름에는 혈관이 수축되는 일도 없고 땀과 함께 염분을 많이 배설하게 되기 때문에 혈압이 내린다. 그래서 고혈압 환자에게는 좋은 계절이라고 한다. 그러나 반드시 그렇지만은 않다.

혈압이 높은 사람은 더운 여름에 운동을 하다가 중풍 또는 심근 경색을 일으켜 넘어지는 경우가 있다. 특히 나이 많은 노인에게서 더 자주 이런 현상이 나타난다. 이때 일으키는 중풍은 주로 뇌 혈전으로 인한 것이다. 수분을 보급하지 않고 무더위에 오랫동안 땀을 흘리면 혈액 속의 수분이 부족하게 되어 혈액의 농도가 짙어진다. 진한 혈액은 덩어리지기도 쉽고 혈관 속을 흘러 다니다가 갑자기 혈관을 메울 수도 있기 때문에 주의해야 한다. 운동하는 중간 중간 음료수를 마시면서 휴식을 취한다면 이런 위험에서 벗어날 수 있다.

한 여름이라고 하더라도 더위를 못 참고 갑자기 찬물에 뛰어든다든지 냉방이 잘된 방에 오래 있다가 더운 곳으로 나오든지 또는 들어가든지 할 때 뇌출혈을 일으키는 일이 있다. 여름이라고 해서 고혈압증을 가진 사람은 절대 안심해서는 안 된다.

목욕물 사소하게 생각하지 마세요.

온도는 혈압에 많은 영향을 미친다. 목욕은 장시간 신체의 온도보다 낮거나 높은 온도에 노출되어 혈압에 좋지 못한 영향을 미칠 수 있다. 그러나 고혈압 환자에게 목욕은 하는 방법에 따라 긍정적이거나 부정적일 수도 있다. 목욕하기 좋은 물의 온도는 40~42℃, 그리고 오랜 시간보다 짧은 시간이 좋다. 그러나 너무 뜨겁거나 찬 물의 목욕은 혈압에 좋지 않다. 열탕은 그 자체로서 스트레스이며, 또 땀을 많이 흘리게 하여 탈수증상을 일으킨다. 냉탕 이용은 열탕 이용에 비해 더욱 좋지 않다. 갑자기 피부가 차가움에 노출되면 혈관수축으로 혈액순환이 나빠져 혈압이 오르기 때문이다.

고혈압 환자는 목욕탕 안의 온도에도 주의해야 한다. 겨울에는 반드시 실내 온도를 따뜻하게 한 다음 목욕하도록 한다. 공중목욕탕의 경우에는 실내 온도를 걱정할 필요가 없다. 그러나 물이 너무 뜨거울 경우 혈압이 높은 사람은 탕 속에 들어가는 대신 샤워를 이용해 목욕을 끝내는 목욕을 끝내는 것이 안전하다.

변비가 부를 수 있는 혈압 상승

혈압이 정상인 사람도 배변 시 힘을 주다보면 최고혈압이 200㎜Hg까지 오르기도 한다. 그렇기 때문에 화장실에서 배변 중 중풍을 일으켜 쓰러지는 것은 매우 흔한 일이다. 고혈압증이 있는 사람이 배변 시 자칫 중풍발작을 일으키는 것은 이런 이유 때문이다. 특히 변비가 있는 사람은 주의해야 한다.

날씨가 추울 때는 더욱 조심해야 한다. 우리의 재래식 화장실은 겨울에 춥다. 외부와의 차단이 불완전하여 바깥의 찬바람이 그대로 흘러들어오기 때문이다. 그뿐 아니라 재래식 화장실의 구조상 문제도 있다. 양변기에 비해 재래식 변기를 사용할 때 혈압이 더 올라간다.

조리할 때 소금, 간장, 된장, 고추장 등은 되도록 줄이고 싱겁게 한다.
식탁에서 싱겁다고 소금이나 간장을 더 넣지 않는다.
쩝..

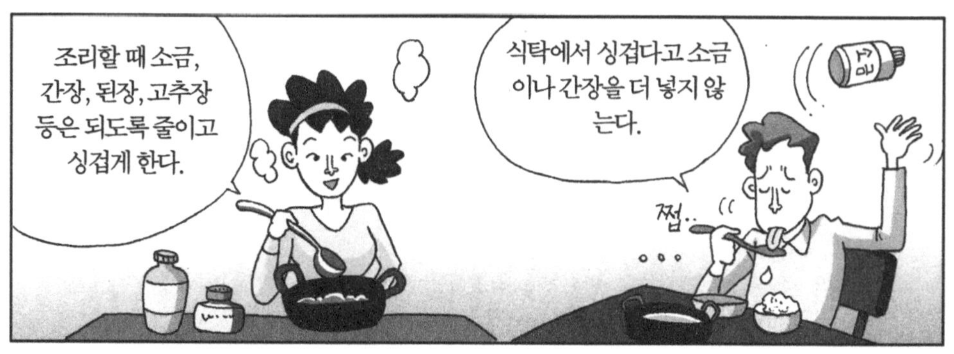

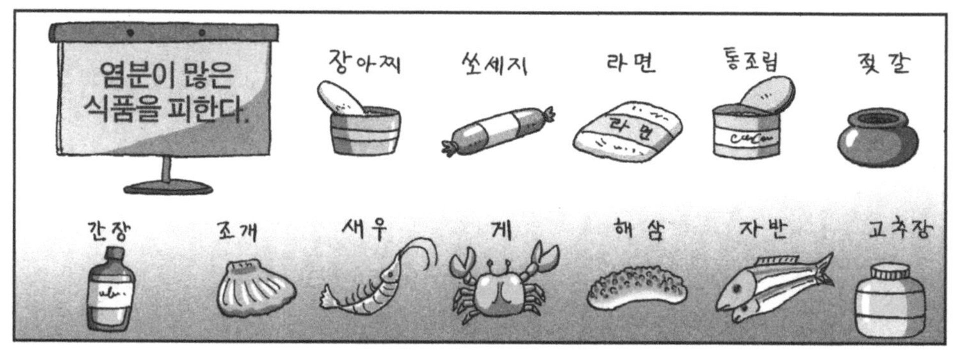

소금의 양면성 알아두기

소금은 우리 인간의 생명유지와 활동 없어서는 안 될 중요한 성분의 하나이다. 그러나 과잉섭취가 된다면 오히려 우리 몸에 부정적인 영향을 미칠 수 있기 때문에 더욱 조심해야 한다.

염분은 우리 몸에서 어떤 작용을 할까. 안으로 들어간 염분은 분해되어 나트륨이온이 된다. 이 이온이 혈관 벽에 침투해 혈관을 수축시키는 작용을 한다. 혈관수축으로 혈액의 흐름에 저항이 생기고 그 결과 혈압이 높아지는 것이다. 그리고 염분을

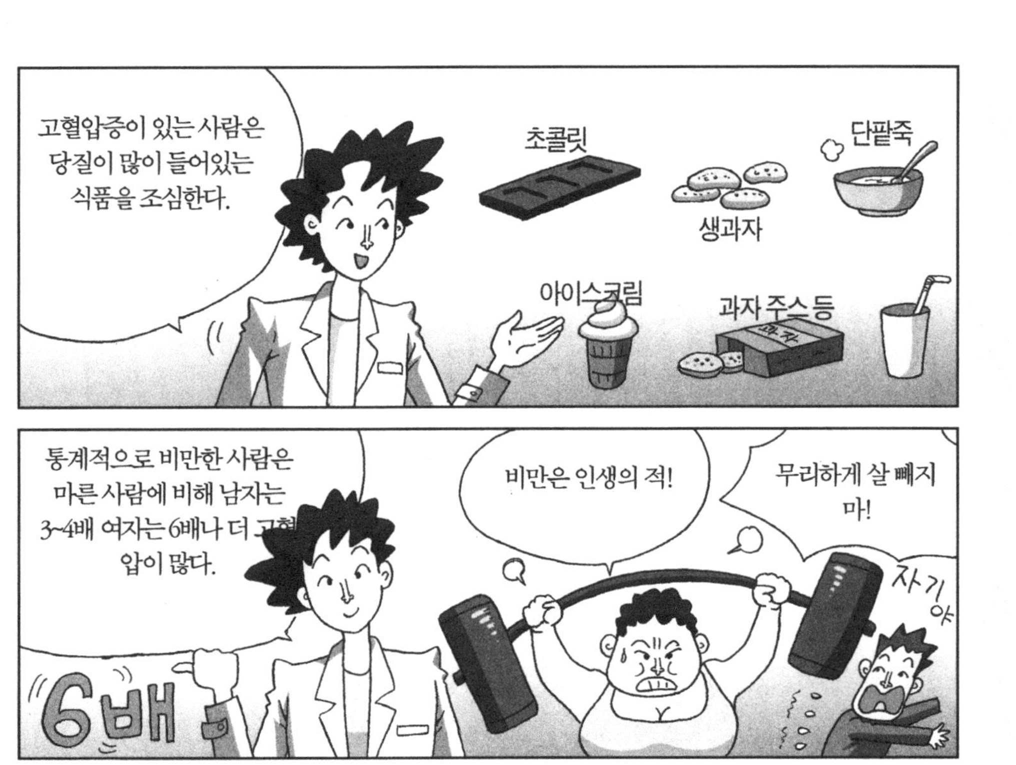

과다하게 섭취했을 때는 갈증이 일어 물을 마시게 된다. 이는 몸 안에 들어온 나트륨 성분이 수분을 늘리는 역할을 하기 때문에 체액의 양을 늘리게 되어 그 결과 혈관의 혈액량도 증가함으로써 혈압이 상승하는 계기가 된다. 그밖에 염분을 과도하게 섭취할 때는 2차적으로 호르몬 분비의 이상 현상 등이 일어나고, 그것이 원인이 되어 혈압상승을 초래하는 경우도 있다.

우리의 식생활에서 염분을 적게 섭취하는 것은 고혈압을 예방하고 혈압을 떨어뜨리는 가장 쉬운 방법이다. 더구나 우리나라 사람들은 하루 15~25g의 염분을 섭취하고 있는데 고혈압의 치료와 예방을 위해서는 염분을 하루 10g 이하로 줄여야 한다. 이를 위한 식사법과 피해야 할 식품은 다음과 같다.

● 염분을 피하는 식사법

첫째, 조리할 때 소금, 간장, 된장, 고추장 등을 줄여 되도록 싱겁게 한다.

둘째, 식탁에서 소금이나 간장 등을 더 넣지 않는다.

셋째, 염분이 많은 식품을 피한다.

넷째, 신선한 채소와 섬유소가 많은 식품을 충분히 섭취한다.

● 염분이 많이 들어가서 피해야 할 음식

첫째, 오이지, 단무지, 장아찌, 자반, 젓갈 등 소금에 절인 식품.

둘째, 햄, 소시지, 베이컨 등의 훈제식품

셋째, 포테이토칩, 팝콘, 크래커 등의 소금이 많이 첨가된 식품.

넷째, 라면, 통조림, 즉석식품 등의 인스턴트식품.

다섯째, 된장, 고추장, 간장 등의 조미료.

여섯째, 소의 내장류, 조개, 새우, 게, 해삼 등의 자연식품.

고지혈증 어떻게 발생되나

한의학에서는 인간의 신체를 작은 우주로 본다. 대자연 속의 모든 생물들이 일정한 질서 속에 먹이사슬을 이루면서 건재 하는 것처럼 우리 몸도 유해한 것, 유익한 것 모두 나름의 역할을 하면서 생존한다.

고지혈증이란 체내 지질대사의 이상으로 혈중지질이 비정상적으로 높아진 상태를 말한다. 고지혈증의 원인으로 고칼로리 식사, 음주, 간 기능장애, 당뇨병, 피임약의 복용, 갑상선의 기능저하, 유전 등이 있다.

지방은 우리 몸 안에서 여러 가지 형태로 존재하며 과잉된 지방의 축적으로 동맥경화 등 여러 가지 질병을 발병하는 요인이 되기도 한다. 특히 뇌동맥경화에 관여하고 있는 것은 콜레스테롤, 중성 지방, 지방산, 유리지방산 등이다.

일반적으로 동맥경화는 콜레스테롤, 또는 중성 지방과 관련이 크다. 동맥경화는 고혈압의 원인이라고 생각하게 된다. 콜레스테롤과 중성 지방은 고혈압과 관련이 깊은 동맥경화를 일으키는 중요한 원인들이다. 그래서 동맥경화를 일으키는 콜레스테롤과 중성 지방에 대한 대책을 세우는 것은 바로 고혈압에 대한 대책의 하나가 될 수 있다.

콜레스테롤은 음식물을 통해 직접 몸 안으로 섭취되지만, 체내에서 합성되기도 하는 고급지방산으로서 생명을 유지하기 위해 없어서는 안 되는 물질이다. 콜레스테롤은 크게 HDL이라고 표기되는 고비중지단백, LDL이라고 표기되는 저비중지단백으로 나누어 볼 수 있다. 콜레스테롤 자체는 원래 혈액 속에 존재할 수 없으며, 특수한 단백질과 결합하여 혈액 속에 용해된 상태로 체내에 운반된다.

혈액 속에 쌓이는 콜레스테롤의 양은 우리 건강에 중요한 영향을 미치고 있다. 또한 이는 경우에 따라 동맥경화 등을 일으키기도 한다. 그러나 콜레스테롤 값이 높은 것과 고혈압이 반드시 비례하지는 않는다. 고혈압인 사람이 반드시 콜레스테롤 값이 높은 것은 아니다. 곧 콜레스테롤은 '유해한 콜레스테롤'과 '유익한 콜레스테롤'로 구분하여 살펴보아야 한다는 것이다. '유해한 콜레스테롤'의 대표적인 것이 LDL이고, '유익한 콜레스테롤'의 대표적인 것이 HDL이다.

고지혈증은 유전이나 섭생에 의해 초래된다. 유전요인이 아닌 섭생에 의한 경우는 가능한 한 동물성 지방 섭취를 피하고 식물성 지방을 섭취하는 식사요법에 의해 조절할 수 있다. 지방에는 포화지방과 불포화지방이 있다. 포화지방이란 굳는 지방으로, 버터, 치즈, 라드, 육류의 기름덩어리 등의 동물성 지방이 이에 속한다.

불포화지방은 굳지 않는 액체지방으로, 참기름, 콩기름, 들깨

기름, 쌀겨기름, 옥수수기름 등의 식물성 지방의 대부분과 생선의 기름이 이에 속한다. 포화지방산이 많이 함유되어 있는 식품을 과잉 섭취하면 혈액 중의 콜레스테롤 값이 높아진다. 그러나 불포화지방은 과잉섭취해도 콜레스테롤 값이 높아지는 일이 없다.

콜레스테롤에 속해 있는 LDL는 특히 동맥경화의 원인으로 작용하며 혈압이 높아질 수 있게 한다. 그러나 콜레스테롤에 속해 있는 HLD 성분은 LDL의 성분과는 달리 동맥경화를 막는 기능을 한다. 그러므로 막연하게 그리고 무조건 콜레스테롤에 두려움을 가질 필요는 없다. 콜레스테롤이 함유 되어 있는 계란 등의 식품을 피할 필요는 없다. 다만 너무 과잉섭취하지 않도록 주의하는 것으로 충분하다. 앞에서도 말했지만 우리 몸에 유익한 것, 무해한 것 모두 나름의 역할을 함으로써 우리 몸 안의 조직을 움직여가기 때문이다.

중성 지방은 우리 몸에 흡수된 당질이 간장에서 지질로 변한 것이다. 특히 과당이 포도당보다 더 중성 지방으로 잘 변한다. 이러한 중성 지방은 피하에 쌓이면 지방층을 형성, 비만증이 나타난다. 또한 콜레스테롤과 마찬가지로 혈관 벽에 붙으면 동맥경화를 일으킨다. 심장에서는 지방심, 간장에서는 지방간이 되어 심장과 간장의 기능장애를 초래한다. 그래서 고혈압증이 있는 사람은 당질이 많이 들어 있는 초콜릿, 생과자, 단팥죽,

아이스크림, 사탕, 과자, 주스 등의 식품에 조심해야 한다. 이처럼 가공식품 및 당질이 포함되어 이는 식품을 피하고 이를 기반으로 하여 식단을 조절하는 것이 필요하다.

식품 가운데 포함되어 있는 당분의 양

식품명	수량	당질량
설탕	1순갈(소)	5
생과자	1개	20~25
초콜릿	1개	10
콜라	1병	13
오렌지주스	1컵	20
설탕1회용	1봉	10
아이스크림	1개	10
단팥죽	1공기(소)	70
환타	1컵	21
칼피스	1컵	18

비만이 부를 수 있는 가장 가까운 적, 고혈압

체중과 혈압은 매우 밀접한 관계가 있다. 체중이 늘어나면 혈압도 따라서 올라가기 쉽다. 체중이 정상보다 증가하면 고혈압이 발생할 확률이 정상체중의 경우보다 두 배 내지 여섯 배 까지 증가한다. 다행스러운 것은 체중이 늘면 혈압이 올라가지만, 체중이 줄면 그 혈압이 다시 떨어질 수 있다는 것이다.

체중이 정상보다 많이 나간다고 해서 반드시 고혈압이 생기는 것은 아니다. 그러나 고혈압이 생길 위험이 크게 증가하는 것은 분명한 사실이다. 체중이 증가할 때 혈압이 증가하는 이유는 크게 다음의 두 가지 이유로 설명이 된다.

첫째, 체중이 증가한다는 것은 지방조직을 비롯해서 몸의 살이 많아진다는 것이다. 이 조직들은 더 많은 산소와 영양공급을 필요로 하는데, 이 영양소들은 혈액을 타고 공급이 된다.

그러면 같은 혈관을 통해 더 많은 피가 흘러가야 하므로 피가 지나가는 혈관의 압력이 증가할 가능성이 많다. 즉, 고혈압이 생길 위험이 올라가는 것이다

둘째, 비만한 사람은 정상인에 비해 더 많은 인슐린을 분비한다는 것이다. 이 인슐린은 소금기와 물을 몸에 저장하려는 성질을 가지고 있어서 피의 양을 늘리게 된다. 즉, 고혈압 환자들에게 체중조절은 매우 중요한 것이다

체중을 줄이는 두 가지 방법
섭취한 칼로리를 운동으로 모두 소모 시키는 방법
식사의 양을 조절해서 칼로리의 양을 조절하는 방법

정상체중을 유지하는 것도 중요하다.
남자
표준체중(kg)=키(m)²×22
여자
표준체중(kg)=키(m)²×21

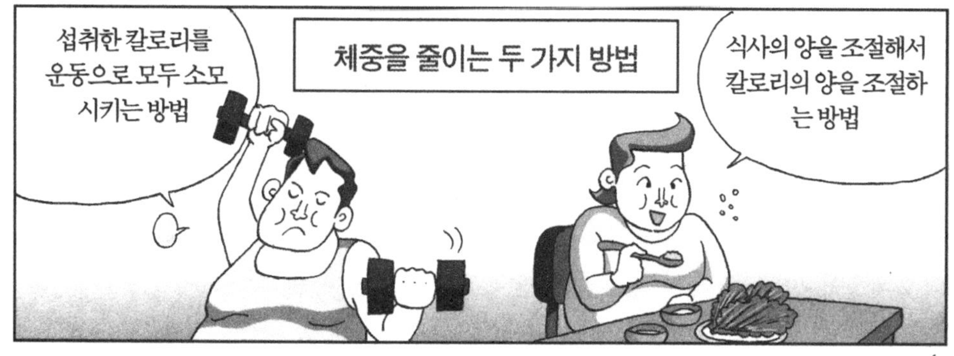

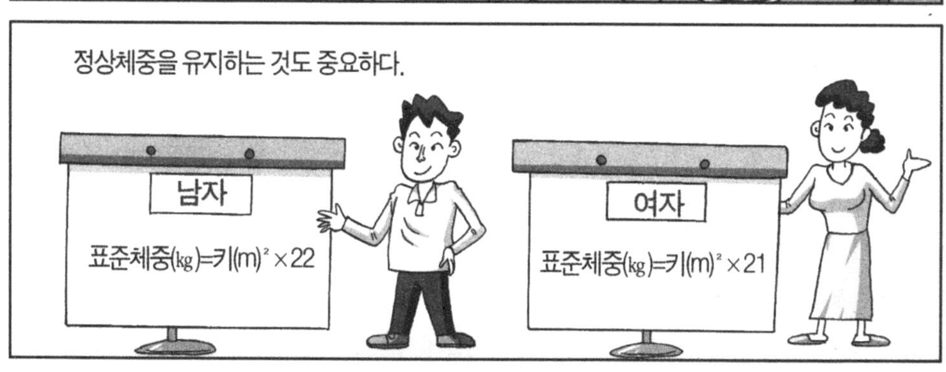

현대에 이르러 패스트푸드와 서구식 식습관 및 다이어트에 대한 관심의 증폭은 영양과잉과 영양부족 상태로 이어질 수 있다. 이 두 경우 모두 건강에 좋지 않을 뿐 아니라 특히 혈압에 좋지 않은 영향을 미친다. 그러나 최근에는 영양과잉으로 인한 고혈압증이 증가하고 있는 추세이다.

우리 몸은 섭취한 영양, 곧 칼로리를 저장해 두기보다 적당한 운동으로 소비하는 것이 가장 이상적인 상태이다. 영양이 과잉된 상태에서 소비하지 못하면 우리 몸은 비만해지기 시작한다. 쓰고 남은 영양을 지방 상태로 피하에 저장해 두기 때문이다.

비만의 원인이 되는 것은 육류와 동물성 단백질이나 지방질, 당분을 지나치게 먹는 것입니다.
과음도 원인!
운동부족도 원인이죠.

최근에는 성장기의 어린아이들 가운데 비만이 많이 늘고 있다.
이런 어린이들은 어려서부터 각종 질병에 걸릴 위험이 높으므로 조심해야 합니다.
우리아이가 그래요.
엄마 닮아서 그래

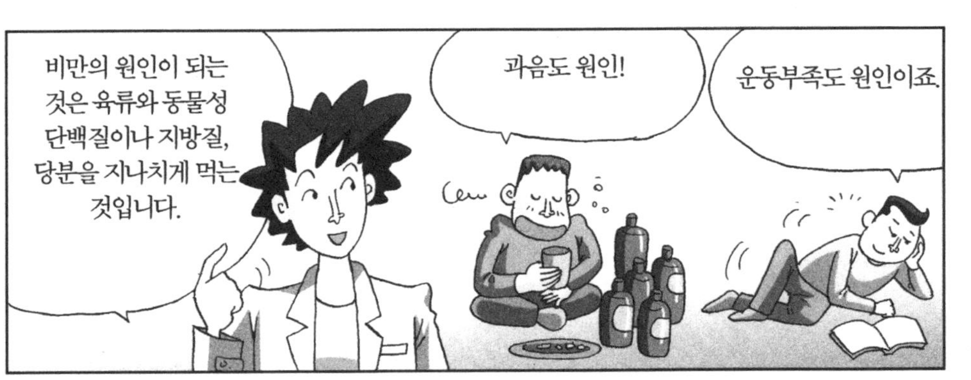

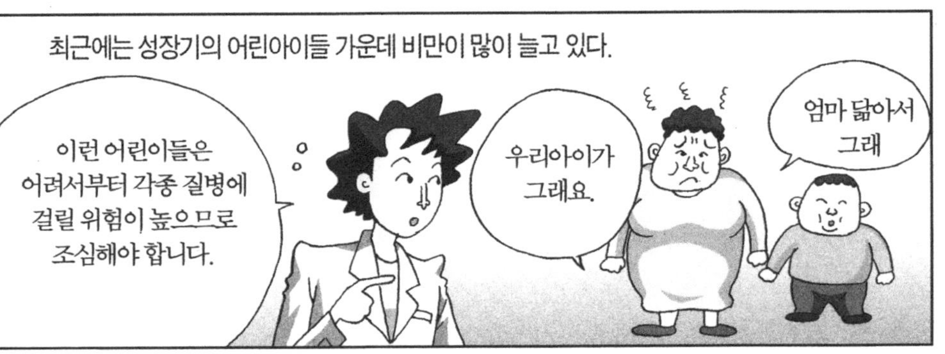

음식물을 너무 많이 섭취하면 혈액 속에 중성 지방이나 콜레스테롤이 자꾸 생성된다. 이들이 혈관에 침착되어 동맥경화를 일으키며 혈압을 상승시킨다. 지나친 비만은 지방이 몸 안에 많이 남아있는 상태로 이것이 심장에까지 달라붙게 되어 심장의 활동에 장애가 된다.

비만한 사람은 야윈 사람이나 표준체중의 사람보다 혈압이 높다. 통계적으로 비만한 사람이 마른 사람에 비해 남자는 3~4배, 여자는 6배나 더 고혈압이 많다. 나이 들어 체중이 불어나면서 성인병에 걸릴 확률이 높아진다고 하는 것도 이 혈압상승에 그 원인이 있다. 비만증은 동맥경화의 위험인자이다.
이를 예방하기 위해서는 정상체중을 유지해야 한다. 다음은 체중조절에서 자신의 정상체중을 알아내기 위한 공식이다.

남자 표준체중(kg)=키(m)^2×22
여자 표준체중(kg)=키(m)^2×21

비만의 원인이 되는 것은 다양한 원인에 의하여 작용된다. 과다한 육류의 섭취 및 동물성 단백질이나 지방, 당분을 지나치게 섭취하는 경우 이에 대한 칼로리의 과다 초과 등으로 비만으로 이어질 수 있다. 또한 서구식 식습관의 도입 및 과음, 운동 부족 등이 큰 원인이다.
특히 단 음식은 비만의 원인이 되는데 최근 우리 식탁에 많이 오르는 가공식품들은 설탕을 많이 사용하고 있어 자칫 당분이 과잉되기 쉽다. 하루 설탕을 50g 이상 섭취하면 혈액 속에 중성 지방을 증가시켜 과잉상태가 되어버린다. 앞서 설명한 초콜릿 및 빵 등의 섭취 등이 문제가 발생된다. 이때 증가된 지방이 피하지방을 형성하기 때문에 비만해지고 동맥경화의 원인이 된다.
우리가 몸에 좋다고 하는 생각하고 있는 과일류 또한 과잉섭취 시 때로 독이 될 수 있다. 과일에는 비타민과 무기질 등 많은 영양소가 있어 반드시 섭취해야 할 음식 가운데 하나지만,

이에 함유되어 있는 당분 또한 많이 섭취하게 되면 해롭게 된다. 그러므로 평소의 식생활은 약간 부족한 듯 소식을 하되 골고루 섭취하여 균형 있는 영양을 취하도록 해야 한다. 불균형한 영양섭취는 고혈압뿐만 아니라 당뇨병, 심장병 등 성인병의 유발요인이 된다.

최근 성장기의 어린아이들 가운데 비만증이 많이 늘고 있다. 이런 비만아들은 어려서부터 성인병인 고혈압, 당뇨병 등에 걸릴 위험이 매우 높기 때문에 주의를 기울여야 하며 체중 관리가 필요하다. 어려서부터 좋은 식습관을 길러주는 것이 자녀들로 하여금 고혈압 등의 성인병을 예방하고 건강한 삶을 누릴 수 있게 하는 가장 확실한 방법이다.

한국 사람의 연령별 평균체중

연령	키(남)	체중(남)	키(여자)	체중(여자)
6	113.9	19.7	112.5	19.1
7	119.1	21.3	116.9	20.5
8	124.4	24.0	124.1	23.6

9	129.5	26.7	127.5	25.4
10	133.3	29.1	133.8	28.8
11	138.3	32.6	139.6	32.3
12	142.6	34.7	145.2	36.5
13	149.8	40.1	149.3	40.9
14	156.7	45.6	152.3	44.6
15	161.8	50.3	154.6	48.5
16	165.5	54.3	155.2	51.0
17	167.6	56.7	155.5	51.4
18~19	166.8	58.8	155.7	53.0
20~24	167.7	61.3	155.5	52.7
25~29	167.0	61.7	155.2	51.0
30~34	166.1	60.8	153.7	51.9
35~39	166.0	61.7	154.2	52.4
40~44	164.9	61.7	154.3	53.7
45	162.9	56.7	151.9	53.0

* 공업진흥청 발표 자료

카페인은 어떻게 혈압에 영향을 미치는가

카페인은 커피나 홍차, 청량음료, 초콜릿 등에 들어있는 물질로 경도의 흥분 효과가 있다. 이것은 집중력을 높여주고, 기분을 좋게 하기 때문에 많이 애용되고 있다.

혈압에 대한 카페인의 효과에 대해서는 아직도 논란이 많다. 어떤 연구에서는 지속적으로 카페인을 복용하는 사람들이 그렇지 않은 사람들에 비해 혈압이 높다고 보고하고 있다. 그러나 대다수의 연구들에서는 이를 부정하며, 지속적으로 카페인을 복용하는 사람들은 내성이 생기기 때문에 결국 혈압에는 별다른 영향을 미치지 않는다고 주장한다. 하지만 한 가지 분명한 것은, 카페인을 계속적으로 복용을 하던 안 하던, 카페인의 복용은 일시적이고 급격한 혈압의 상승을 가져온다는 것이다 왜 이런 현상이 생기는지에 대해서는 불분명하다. 따라서 혈압이 높은 분들은 이런 일이 생기지 않도록 예방 차원에서 카페인의 섭취를 하루 커피 두 잔, 혹은 하루 홍차 4잔으로 제한할 것을 의사들은 권유한다. 그리고 운동할 때에는 혈압이 급격히 상승할 수 있기 때문에 운동을 시작할 때 역시 혈압을 올리는 카페인을 섭취하는 것은 위험할 수 있다. 카페인 섭취를 줄이는 것은 전체적인 건강에 좋다.

커피 속에는 카페인이 들어 있다. 카페인은 뇌세포를 흥분시

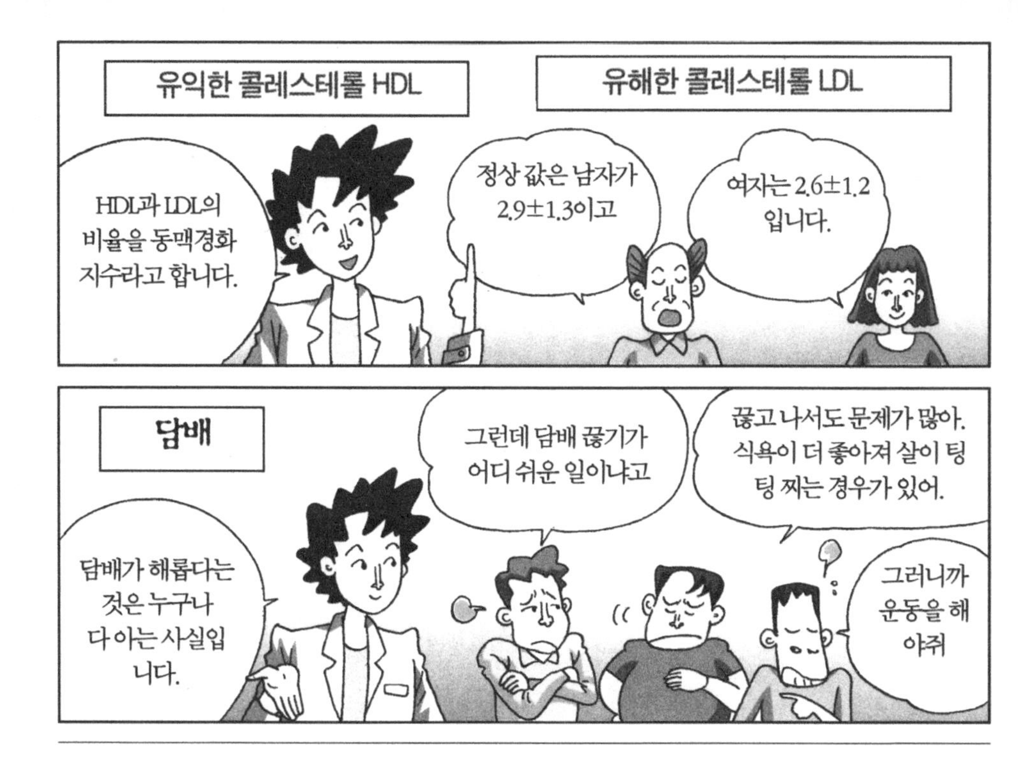

키고 뇌혈관을 수축시키는 작용을 한다. 피로할 때 커피 한 잔이 피로를 풀어주는 것이나 자기 전의 한 잔이 잠들지 못하게 하는 것은 다 이 카페인의 작용 때문이다.

우리 몸 안에서 커피는 피하지방 속에 저장된 중성 지방을 분해시켜 주고 유리지방산이 혈액 속에 불어나게 함으로써 동맥경화를 촉진시키기도 한다. 커피를 마실 때 대부분의 경우 설탕을 넣는데 이 설탕도 고혈압에 좋지 않다. 또한 우리가 일반적으로 커피 속에 들어 있는 프림, 크림의 성분은 당분이 많아

술
술을 잘 마시면 보약이고 잘못 마시면 독약이 된대.
술은 적당량마시면 '백약의 장' 이라고 하니까 너도 적당하게 마셔!
커피
커피는 피하지방 속에 저장된 중성지방을 분해시키고 유리지방산이 혈액 속에 불어나게 함으로써 동맥경화를 촉진시키기도 한다.
설탕도 고혈압엔 안 좋아!
그러지 않아도 블랙일세.

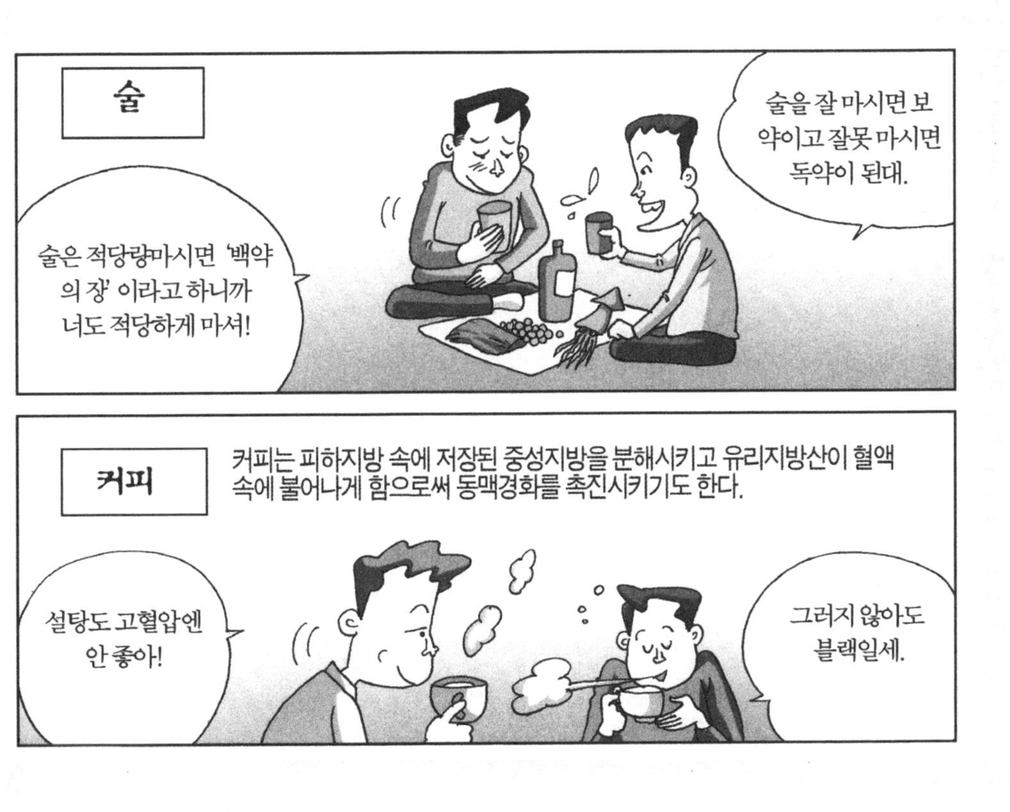

고열량을 발생하게 되고 이에 따라 지속적인 섭취는 비만 및 건강에 악영향을 가지고 올 수 있으므로 주의해야 한다.

흡연은 어떻게 혈압에 영향을 미치는가

우리나라의 흡연 인구가 매우 많다는 것은 잘 알려져 있다. 따라서 고혈압 환자 중에도 담배를 피우시는 분이 많다. 담배가 몸에 해롭다는 것은 잘 알려져 있지만, 고혈압 환자에겐 더욱 그렇다. 그러므로 반드시 담배를 끊어야 한다.

혈압이 높다는 것 하나만으로도, 심장마비나 뇌졸중의 발생 위험이 올라간다. 그런데, 고혈압 환자가 흡연까지 한다면 담배를 피우지 않는 고혈압 환자에 비해 심장마비는 3 ~ 5배, 뇌졸중은 두 배 더 잘 생긴다. 담배 속에 들어있는 니코틴은 담배의 첫 한 모금을 뿜어낼 때 이미 혈압을 올립니다. 니코틴 성분이 뇌에 전달되기까지는 10초가 채 걸리지 않다.

니코틴이 전달되면 뇌는 아드레날린이라고 하는 흥분물질을 분비해서 혈관을 수축시키고 심장에 더 많은 일을 하도록 지시한다. 그러면 혈압이 올라가게 된다. 담배를 연이어 두 가치를 피우면, 수축기와 이완기 혈압이 평균 10 mmHg 올라갑니다. 그리고 이 효과는 담배를 피우고 난 후에도 약 30분간 지속된다. 따라서 하루종일 담배를 피우는 분들은 하루 종일 혈압이 올라가 있다. 담배는 이와 같이 아드레날린을 분비하는 것 외에도 직접적으로 혈관을 손상시키는 효과를 가져온다. 담배 속에 있는 각종 화학물질이 혈관의 안쪽을 싸고 있는 내막을 직접 손상시켜서 동맥경화증을 유발할 수 있다. 또 담배는 인체에 수분을 저장하도록 하는 호르몬을 분비시켜 체내 혈액의 양을 많게 한다. 이것도 고혈압을 악화시키는 또 하나의 이유이다

최근 흡연의 폐해에 대한 관심이 높아지며 금연구역 등이 늘어나고 있다. 우리는 담배라고 하면 폐암을 생각하게 되는데, 담배는 혈압에도 매우 좋지 않은 영향을 끼치고 있다. 담배의 니코틴 성분이 심장이나 혈관조직에 작용, 교감신경을 흥분시켜 혈압에 영향을 미친다. 미국의 한 연구기관의 보고에 따르면 담배를 1~2개피 피우면, 쉬면서 안정을 취하고 있을 때에 비해 맥박이 1분간에 15~25번 증가되고, 혈압도 최고혈압이 10~20mmHg, 최저혈압이 5~15mmHg 높아진다고 한다. 또한 흡연 뒤 손과 발 또한 혈액순환이 좋지 않아 저리거나 통증을 느낄 수 있다.

특히 십대의 흡연은 이십대에 시작한 흡연에 비해 폐암을 비롯해 동맥경화, 심장병 발병률이 훨씬 높다는 평가가 있다. 이처럼 위험한 질병의 요인이 되는 십대 흡연은 막아야 하며, 이후 에도 우리 건강에 좋지 않은 담배를 끊을 때도 주의해야 할 점이 있다. 담배 끊는 일 뿐만 아니라 금연 후 또한 문제는 발생한다.

금연 후 가장 큰 문제는 식욕이 좋아지고 그에 따라 살이 찌게 되는 문제다. 당분을 많이 먹고 살이 찌는 것은 고혈압에 좋지 않다. 그러므로 이런 때는 적당한 운동과 식사조절로 비만증이 오지 않도록 해야 한다.

술은 어떻게 혈압에 영향을 미치는가

음주는 많은 사람들이 기호품으로서 적당량일 때 오히려 혈압이 내리는 현상이 있어 고혈압증에도 좋다. 알코올에 의해 혈관이 일시적으로 확장되기 때문에 혈압도 일시 하강한다. 이렇게 적당량의 술은 혈액순환을 촉진시켜 주고, 스트레스를 해소시켜 줄 뿐만 아니라 음식물의 소화흡수를 돕는다. 정신적 긴장 등으로 잠이 잘 오지 않을 때는 긴장을 풀어주어 수면제 구실을 하기도 한다. 술을 가리켜 '백약의 장' 이라고 한 것은 이런 효능 때문이다.

술을 드시는 환자에게 가장 적절한 말은, 만약 꼭 술을 드신다면 적당히 드시라는 것이다. 혈압이 높은 분들에게도 적당량의 술의 알코올 성분은 혈압을 올리지 않는 것으로 알려져 있다. 그러나 과음이 문제이다 과음은 혈압을 올릴 뿐만 아니라 혈압약의 약효를 떨어뜨린다. 적당량이란 남자들의 경우 하루 맥주 두 캔, 혹은 포도주 두 잔, 혹은 소주 두 잔 정도를 말한다. 체중이 유난히 적은 사람들은 이 양의 반 정도가 적당량이라고 할 수 있다. 매일 매일의 음주는 오히려 폭음보다 나쁠 수 있다는 연구보고가 많다.

술의 긍정적인 효과는 적당량일 때 만이다. 그 양이 지나치게 많아지면 혈관은 마비상태에 이른다. 심한 경우에는 혈압이 내

려간 채 쇼크 상태에 빠질 수도 있다

그래서 사람들은 "술은 잘 마시면 약이요. 잘못 마시면 독이 된다."고들 한다. 술이란 한번 마시기 시작하면 지나치기 쉽다. 그리고 계속 마시다보면 중독되어 끊기가 어렵다. 한의학양생법에서도 과음의 폐해를 거듭 강조하고 있다. 이렇게 계속 술을 마시면 뜻하지 않은 변을 당하게 되는 '백약의 장' 술은 다른 한편 혈압 상승촉진제라고 할 수도 있다. 그러므로 과음의 문제는 술 자체의 문제가 아니라 어떻게 마시느냐 하는 방법상의 문제이다. 음주 횟수를 일주일에 3회 이하로 줄이고, 음주량도 줄여야 한다. 그러나 알콜은 중독성을 갖고 있어 주의력이 필요하다. 의지가 약하고 술을 적당한 선에서 절제할 수 없는 경우 적당한 선에서 술을 끊도록 해야 한다.

비만과 운동부족은 어떻게 혈압에 영향을 미치는가

앞서 설명한 바에 따르며 비만한 사람이 정상체중인 사람에 비해 혈압이 높다는 사실을 알게 되었다. 이렇게 지나치게 뚱뚱한 것은 음식으로 섭취한 칼로리가 소비하는 칼로리보다 많기 때문이다. 소비하지 못한 칼로리를 운동으로 소비하지 못할 때 다시 말해 운동부족일 때 비만증상이 나타나고, 비만은 혈압을 오르게 하는 등 우리 삶을 불건강하게 하는 주요요인이 된다.

이때 가장 중요한 점은 체중조절이다. 체중 조절을 위해 효과적인 방법으로 운동을 들 수 있다. 운동은 원활한 신체작용과 혈액순환에도 도움을 주며 심장운동에도 큰 효과가 있다. 그러나 인간의 신체는 체중이 늘어나면 더욱 운동하는 것이 싫어지기 마련이다. 그래서 운동량은 자꾸 줄고 비만은 더욱 촉진된다. 그 결과 혈압은 더욱 상승, 건강을 위협하는 지경에 이른다. 운동부족 자체가 혈압상승에 직접적인 관계가 있는 것은 아니지만, 그 결과로 비만이 생기고, 비만이 혈압상승의 유인이 되므로 고혈압의 예방에서 운동은 중요한 위치를 차지한다.

운동이 부족한 사람에게 나타나는 부정적인 영향에 대하여 다음과 같이 살펴 볼 수 있다.

첫째, 심장이 많은 혈액을 내보내지 못하기 때문에 그 부족을 메우기 위해 박동수를 늘여야 한다. 그래서 운동이 부족한 사람은 계단을 오르거나 움직임을 빨리 할 때면 다른 사람보다 숨이 차곤 한다.

둘째, 혈관의 탄력성이 떨어져 모세혈관이 쇠퇴함으로써 말초혈관의 저항이 증가되어 혈압이 상승한다. 그리고 모세혈관의 수가 적어지고 말초순환기능도 눈에 띄게 쇠퇴한다.

셋째, 호흡작용을 하는 폐의 기능이 떨어진다. 그 결과 혈액의 탄산가스와 공기 중 산소와의 교환능력이 저하되어 우리 몸의 지구력이 떨어지고 그래서 다른 사람들보다 쉽게 피로해진다.

넷째, 근육이 노쇠해져 힘이 약해지고 지구력이 떨어져 일을 오래 계속할 수 없다. 우리 몸의 근육은 쓰면 쓸수록 강해지고 발달하지만, 운동을 하지 않으면 근육은 노화되고 약해진다.

다섯째, 몸의 유연성이 떨어진다. 근육이 굳고 관절이 경직되며, 척추의 움직임이 둔해져 몸의 움직임까지 둔해짐으로써 행동이 느려져 우리 몸의 위험에 대한 대응력이 떨어진다.

다시 말하지만 운동은 혈압을 낮추어주며, 심장기능을 향상시킨다. 그리고 혈관에 탄력이 생겨 동맥경화를 예방할 수 있다. 그와 함께 체력이 증가되고 다른 성인병의 위험요소가 감소해 건강증진에 많은 도움이 된다.

이처럼 운동이 진행되지 않을 경우 신체는 원활한 신체작용을 하지 못하여 성인병 및 비만의 요인이 된다. 그러나 규칙적인 운동의 생활은 다음과 같은 긍정적인 효과를 가지고 올 수 있다.

첫째, 권장할 운동의 종목은 체조, 걷기, 빨리 걷기, 조깅, 자전거 타기, 줄넘기, 계단 오르기, 등산, 수영 등이 있다.

둘째, 운동시간은 하루에 30~60분 정도로 일주일에 3~5일 하도록 하는데, 무엇보다 규칙적으로 해야 한다.

셋째, 운동의 강도는 속옷에 땀이 밸 정도로 하는 것이 가장 알맞다. 최대심박수의 60% 또는 그 이하로 하는 것이 적당하다. 자신의 최대 심박 수는 220-나이이다.

운동은 정신적으로나 신체적으로 많은 도움을 줄 수 있다. 쾌적한 삶을 위하여 우리는 운동을 지속적으로 진행해야 할 것이다. 이러한 운동을 하기 위해서 마지막으로 안전한 운동을 위한 몇 가지 주의사항을 알아본다.

특히 고혈압인 사람은 운동하는 데 피해야 할 사항이 있다.

첫째, 운동을 시작하기 전에 반드시 맨손체조 등 준비운동을 한다. 그리고 운동을 끝내고 정리운동을 한다. 곧 심박수가 1분에 100회 이하로 내려갈 때까지 하도록 한다. 그렇게 해야 운동으로 인한 현기증 또는 실신을 막을 수 있다.

둘째, 심한 피로감을 느끼거나 심박수가 목표한 심박수 보다 높아지면 운동의 강도를 줄이도록 한다.

셋째, 추운 겨울에는 새벽운동을 피한다.

넷째, 달리기, 역기, 다이빙, 경쟁적인 구기 종목은 피하는 것이 좋다. 혈압을 올릴 수 있기 때문이다.

다섯째, 중증 고혈압의 경우에는 합병증이 없다면 걷는 운동이 좋다.

고혈압의 진단과 종류

혈압측정 및 다양한 고혈압 검사를 통한 치료

원인에 따라 원인을 알 수 없는 본태성 고혈압
특정한 질병이나 질환의 결과인 속발성 고혈압이라고도 하는 2차성 고혈압
나이에 따른 약년성 및 노인성 고혈압
하…
본태성 고혈압
전체 고혈압 환자의 90~95%를 차지하고 60세 이하에서 나타난다.
요인으로는 유전적 소인이 크다.
한번 약물치료를 하면 남은 생애동안 계속해야 합니다.

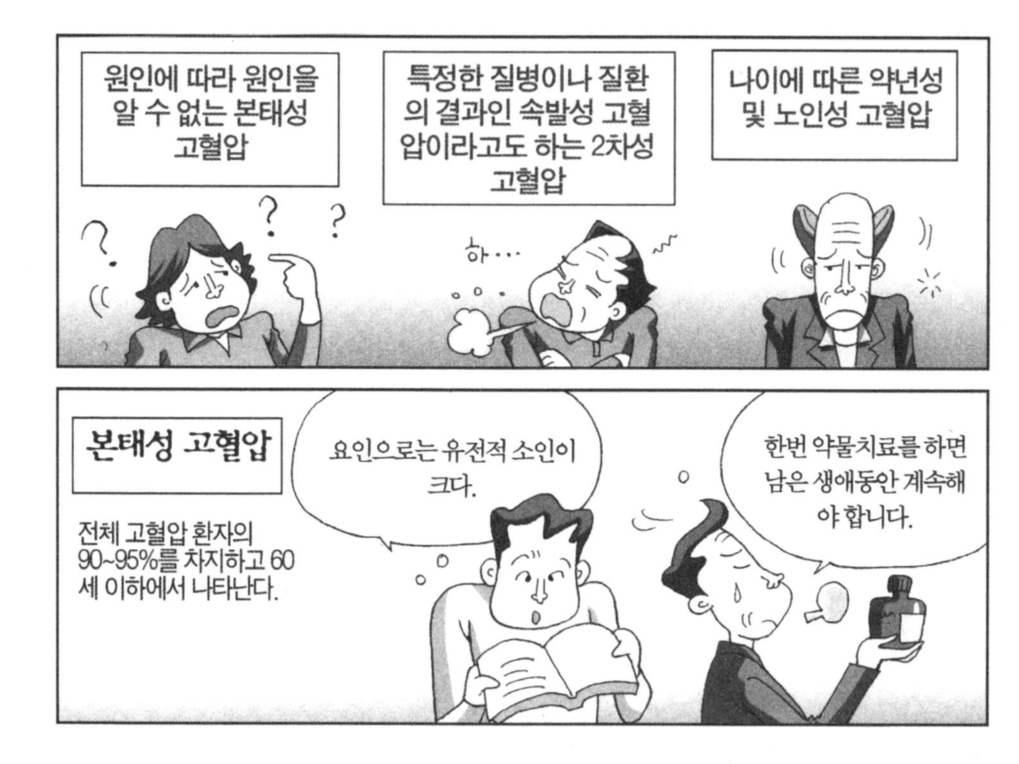

혈압 측정은 혈압을 파악하기 위한 방법이다. 그러나 고혈압을 알아내기 위해서는 단순한 혈압측정으로 쉽게 고혈압이라고 판정해서는 안 된다. 그리고 고혈압인 줄 확실하게 알았다고 하더라도 어떤 종류이며, 원인은 무엇이고, 현재의 상태는 어떠하며, 다른 합병증은 없는지 정확하게 알아야 한다. 그래야만 합리적인 대책을 세울 수 있으며 효과적인 치료방법을 정할 수 있다. 물론 다음의 검사들은 혈압측정과 검사결과 고혈압임이 드러났거나 이상이 발견된 사람에게만 시행한다.

가벼운 고혈압을 치료
하려면 어떤 점을 유의
해야 합니까?
염분섭취를 줄이고 담배도
끊고 적당한 운동과 식이요
법을 병행하면 좋습니다.
담배 끊자!
심각할 때는 혈관 확
장제를 사용하는데
다음과 같은 것을 함
께 사용합니다.
혈관확장제
이뇨제
교감신경
차단제

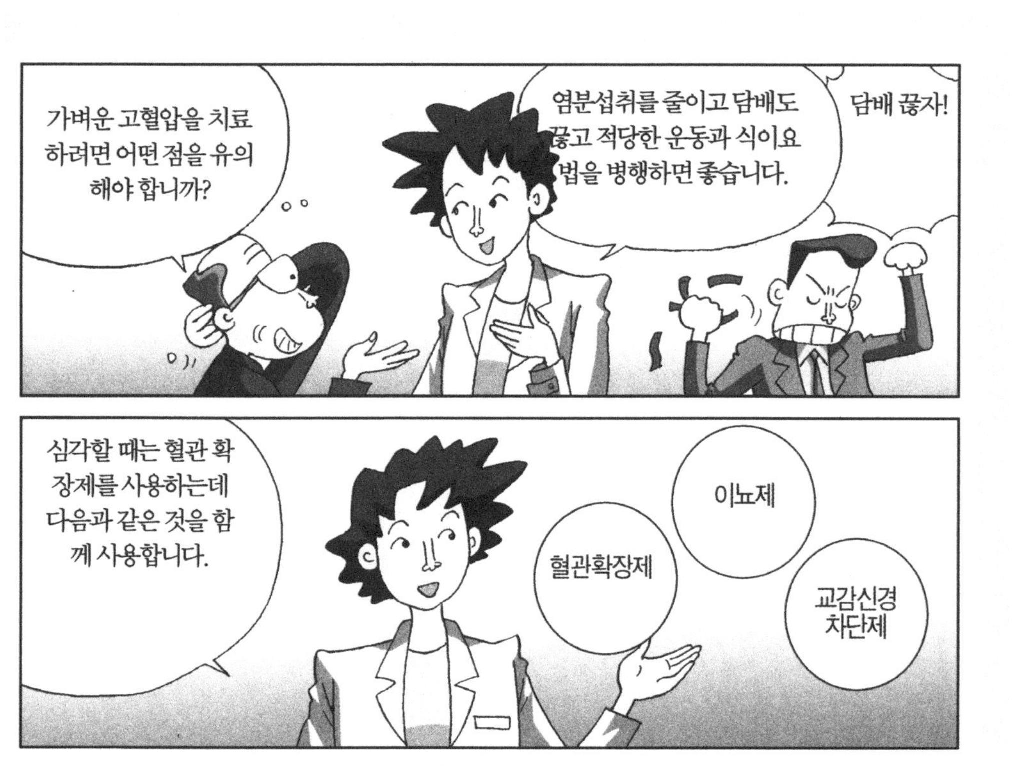

심장 기능 판단 심전도 검사를 통하여

혈압과 심장 운동의 관계는 밀접한 상관관계가 있다. 이것은 결국 고혈압과 심장과의 관계로 심장검사를 하는 것은 반드시 필요하다.

심장에 대한 가장 기본적인 검사는 바로 심전도 검사다. 이는 심장의 기능에 대한 이상 유무를 알 수 있는 데 심전도란 심장이 펌프작용을 할 때 발생하는 아주 약한 전기를 특별한 장치를 통해 기계적으로 포착해 도표화한 것이다. 우리의 생명을 위해 심장이 펌프작용을 규칙적으로 정확하게 지속할 수 있는 것은, 심장근육에 그 수축운동을 조절하는 자극이 전달되기 때문이다. 그런데 자극이 발생하는 과정 또는 전달되는 과정에서 불규칙해지면, 심장의 활동도 불규칙하게 되고 맥박이 흐트러지는 부정맥을 유발한다.

심전도는 바로 이러한 이상 현상을 포착해 기록해 주며 어느 부위에 이상의 원인이 있는지 알려준다. 질병 치료에서 심전도 검사를 되풀이해 받으면 질병의 경과를 관찰할 수 있으며, 그때그때 가장 적절하고 필요한 조치를 취할 수 있게 된다. 사전에 미리 심장에 대한 이상 유무를 판단하여 큰 질병을 예방하고 또한 고혈압에 대한 대처를 할 수 있다.

세동맥 상태 점검 안저검사를 통하여

세동맥은 우리 몸속 곳곳에 퍼져 있지만 육안으로는 살펴 볼 수 없다. 그러나 단 한 곳에서만은 직접 세동맥의 상태를 살펴볼 수 있는 데 그것은 바로 눈, 즉 안저다. 안저의 세동맥은 뇌동맥에서 직접 갈라져 나왔기 때문에 안저동맥의 상태를 관찰하는 것은 바로 뇌동맥의 상태를 관찰하는 것과 같다. 그래서 눈을 가리켜 '뇌 속을 들여다보는 창' 이라고도 한다.

안저검사는 검안경을 이용해 직접 들여다보는 방법도 있지만 안저 카메라로 사진을 찍어 살피는 법도 있다. 이러한 안저검사에서 특별한 이상이 발견되지 않으면 혈압이 높은 사람이라 하더라도 중풍에 대해서는 마음을 놓아도 좋다. 이와 반대로 만약 안저 세동맥에 경화증세가 보이면 혈압이 그렇게 높지 않다 해도 중풍에 대해 각별히 주의해 대처해야 한다.

신성고혈압과 신장검사를 통하여

고혈압은 신장에 직접 장애를 일으키거나 발병 요인이 되는 것은 아니다. 그러나 본태성 고혈압이 심해지면 신장에 장애가 나타나고 악성 고혈압일 때에도 신장의 기능은 현저하게 떨어진다.

고혈압이 신장의 질병 유인은 아니지만 신장의 질병으로 고혈압증이 발생하기는 한다. 이것이 신성 고혈압이다. 신성 고혈압은 고혈압증만 치료해서는 효과를 거둘 수 없다. 그 원인이 되는 신장의 질병을 치료해야 한다. 그렇게 하여 신장의 질병이 치유되면 고혈압은 따라서 호전된다.

동맥경화 어떠한 악영향이 있는 가

고혈압 증상이 있는 사람들이 모두 동맥경화증세를 갖고 있는 것은 아니다. 그러나 동맥경화가 있으면 혈액순환이 나빠지고, 심장은 혈액순환상태와는 상관없이 계속 힘차게 펌프작용을 하기 때문에 심장에서 쏟아져 나온 혈액이 혈관 벽에 부딪는 압력, 곧 혈압이 높아질 수밖에 없다. 그러므로 동맥경화와 고혈압을 떼어놓고 생각할 수가 없다.

동물성 지방에는 동맥경화의 원인이 되는 콜레스테롤이 가장 많이 들어 있다. 그래서 육식을 주로 하는 사람들이 채식 위주의 식습관을 가진 사람들보다 동맥경화증상이 많다.

혈청 중 콜레스테롤 값은 150~220mmHag/dℓ가 정상이다. 측정결과 콜레스테롤 값이 높을 때는 동맥경화와 고혈압의 예방을 위해 반드시 치료받아야 한다.

다양한 고혈압의 모습

혈압이란 앞에서 살펴본 것처럼 정상혈압이 139/89mmHg 보다 높은 경우로, 고혈압이 지속되면 간, 신장, 뇌와 같은 기관의 소동맥, 곧 모세혈관으로 이어지는 동맥의 마지막 혈관에 손상이 생길 수 있고, 심장이 지나치게 많은 일을 해서 약해질 수도 있다. 고혈압으로 인해 발생하는 중요한 질병은 울혈성 심부전이나 신부전, 뇌출혈발작 등으로 사망률이 아주 높다.

90% 정도의 고혈압은 원인을 알 수 없다. 이를 본태성 고혈압이라고 한다. 나머지 10% 정도는 신장 이상이나 혈관 이상, 당뇨병, 드물게 부신 종양 등으로 혈압이 높아진다. 이 경우 원인 질환을 찾아 치료하면 고혈압이 해결될 수 있으며 이를 이차성 고혈압이라고 한다. 2차성 고혈압의 발견은 매우 중요한데 이것은 원인을 발견하여 제거하면 평생 치료할 필요 없이 완전히 치료되기 때문이다 이러한 2차성 고혈압의 대표적인 예로 부신종양에 의한 고혈압이 있다. 부신에서는 혈압을 올라가게 하는 카테콜라민이라는 물질을 만드는데 부신에 종양이 있어 카테콜라민이 너무 많으면 혈압이 높이 올라가게 되는 것이다

만약 부신종양으로 진단되면 수술로 종양을 제거하여 혈압을 정상으로 만들 수 있다. 그 밖에도 혈관질환, 신장질환, 내분비 질환 등에서 2차성 고혈압을 일으킨다. 따라서 고혈압이라고 진단되면 일단 2차성 고혈압이 아닌지 하는 검사가 필요하다.

WHO기준에 따른
경계성 고혈압
140~159㎜Hg/90~94㎜Hg
이 수치는 고혈압의 예보가 된다는 점에서 중요합니다.
수축기 고혈압은 정상보다 높은 경우를 말합니다.
2차성 고혈압
확실히 구분을 해서 정확한 치료를 해야 합니다.
2차성 고혈압의 증상과 합병증의 결과 등은 본태성 고혈압과 비슷합니다.
2차성
고혈압
본태성
고혈압

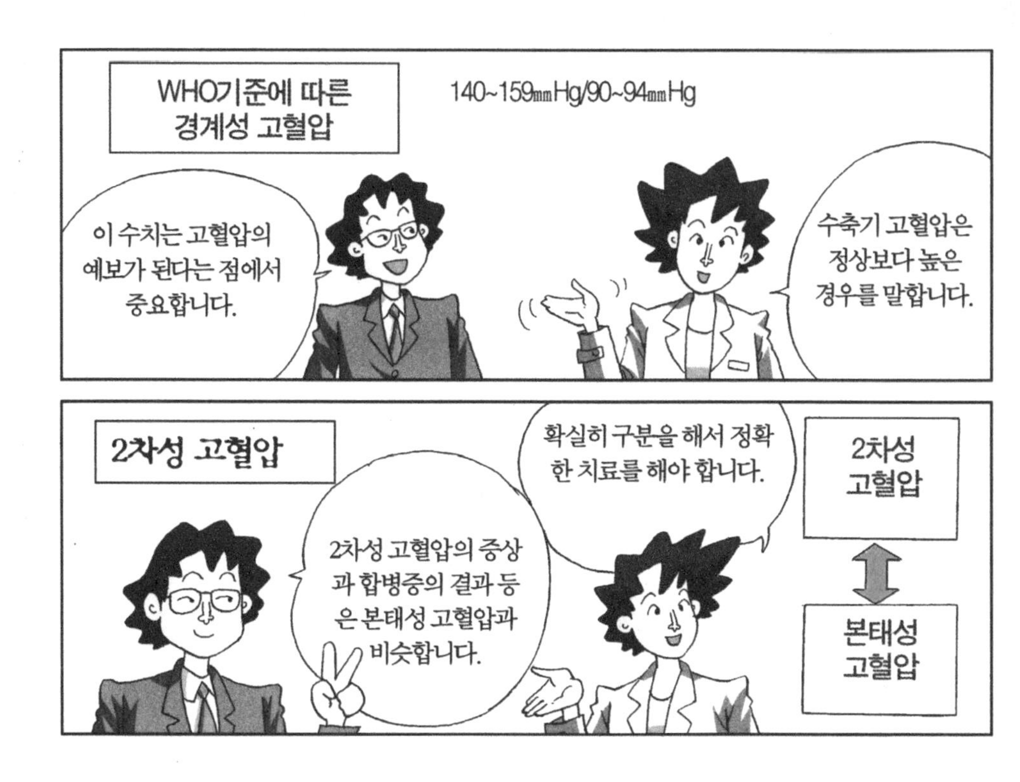

특히 30세 전의 젊은 나이에 고혈압이 시작된 경우는 반드시 2차성 고혈압에 대한 검사가 포함되어야 한다.

이밖에도 고혈압은 보통 원인에 따라 원인을 알 수 없는 본태성 고혈압과 특정한 질병이나 질환의 결과인 속발성 고혈압이라고도 하는 2차성 고혈압, 그리고 나이에 따른 약년성 고혈압, 노인성 고혈압 등으로 분류한다. 그밖에 편의에 따라 여러가지 유형으로 분류하기도 한다.

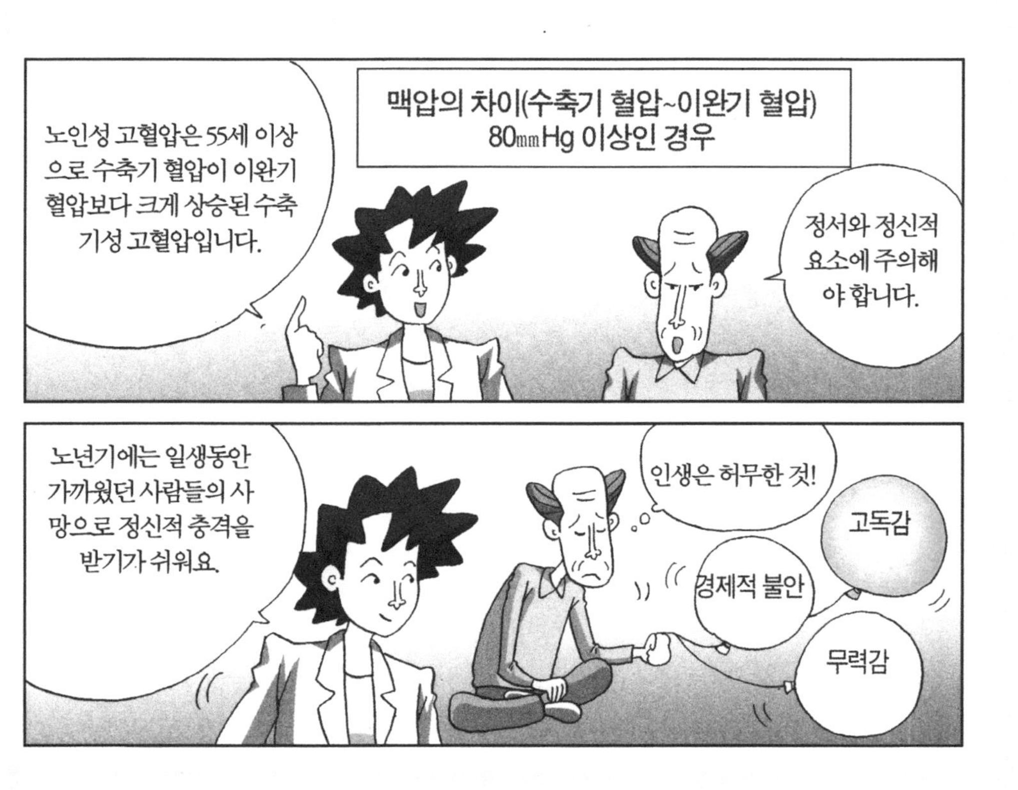

본태성고혈압이란 무엇인가

일반적으로 가장 흔한 고혈압의 형태는 본태성 고혈압이다. 이는 전체 고혈압 환자의 90~95%를 차지하는 데 특히 60세 이하에서 나타나는 고혈압은 거의 대부분이 본태성이다.

본태성의 경우 특정한 원인을 찾아낼 수 없고 오랜 시일에 걸쳐 몇 가지 요인이 겹쳐 나타난다. 그 요인으로 가장 큰 것은 유전적 소인이다. 유전적인 소인에 식생활이나 사회 환경, 기후조건, 비만과 과다한 염분섭취, 흡연, 감정적, 육체적 긴장 등이 겹쳐 고혈압이 되는 사례가 많다. 그러나 유전적 소인이 있는 사람도 혈압이 높아지지 않는 사람이 있으며 정상체질인데도 고혈압증을 보이는 사람도 있다.

일반적으로 경증 고혈압은 대개 저염식이나 체중감소를 위한 식사요법을 하거나 담배를 끊거나 줄이기, 운동, 스트레스를 주는 상황에 잘 대처하기 등과 같이 생활양식을 조절하여 치료한다. 이러한 방법들로 환자의 혈압이 내려가지 않으면 의사는 보통 이뇨제와 교감신경차단제를 써서 처방한다. 이뇨제는 나트륨의 분비를 증가시키므로 체내의 수분 량을 줄일 뿐만 아니라 체내의 칼륨도 함께 배출하므로, 칼륨을 보충해 주거나 칼륨을 보조하는 약품을 이뇨제와 함께 쓰기도 한다. 교감신경차단제는 보통 심 박출량과 말초혈관의 저항을 감소시키는 작용을 하는데, 베타차단제가 이러한 약품으로 가장 많이 사용된다.

고혈압이 심각할 때는 혈관을 확장시켜 혈압을 낮추는 혈관확장제를 사용할 필요가 있다. 경구혈관확장제는 흔히 이뇨제나 교감신경차단제와 함께 사용하는데, 이는 동맥이 확장되면서 체액을 증가시키려는 신체의 자연스러운 경향으로 인해 혈액량이 증가하는 것을 막기 위해서이다. 본태성 고혈압의 경우 한번 약물치료를 시작하면 그때부터 환자의 남은 생애 동안 계속 해야 한다. 본태성의 고혈압의 발병 요인에 대하여 자세히 알아보기로 한다.

① 유전적 소인

양친이 고혈압인 경우 자녀도 고혈압인 경우는 2인에 한명, 한쪽 부모가 고혈압인 경우 자녀도 고혈압인 경우는 3인에 한 명 정도로 나타난다. 유전적 소인이 있는 사람이 맵고 짠 식생활을 지속하거나 술, 담배, 스트레스등 다른 원인이 겹칠 경우 고혈압이 나타날 확률이 커지게 된다. 젊은 사람이 별 이유 없이 고혈압이 되는 경우 이러한 유전적인 영향이 크므로 부모, 형제 중에 고혈압이 있는 경우에는 20대때 부터 혈압을 재어볼 필요가 있다.

② 고령

일반적으로 혈압은 나이와 함께 상승하는 경향이 있어 40대에는 약 19%, 50대에는 약 40%, 60세 이상에서는 약 63%가 고혈압이라고 한다. 특히 60세 전후에는 수축기 혈압은 높아지고, 확장기 혈압은 오히려 낮아지면서 고립성 수축기 고혈압

③ 비만

체중이 증가하면 심장이 혈액을 통해 온 몸에 산소와 영양분을 공급할 때 더 멀리까지 더 많이 공급해야하므로 혈액을 더 강한 힘으로 밀어내게 되어 혈압이 올라가게 된다. 통계에 의하면 비만인 경우 고혈압 발병률이 3배 이상 높다고 한다

④ 염분과다 섭취

짠 음식을 좋아하는 경우 체내의 염분 농도가 높이지면 삼투압 차이에 의해 수분을 많이 빨아들이게 되어 혈액중에 수분이 많아지게 된다. 결국 혈액량이 증가하여 혈압이 올라게 된다. 또한 염분에 포함되어 있는 나트륨 농도가 높아지면 혈관벽이 팽창하여 혈관이 좁아지므로 혈압은 높아진다.

⑤ 술과 담배

술을 과음하면 혈압이 올라가고 또 술 자체의 칼로리가 높아 비만의 원인이 되며 함께 먹는 안주 또한 비만의 원인이 된다. 담배를 피게 되면 혈관이 좁아져서 혈압을 상승시킨다. 고혈압인 사람이 담배를 피우는 경우 정상 혈압에 담배를 피우지 않는 사람보다 관상 동맥 질환에 걸릴 확률이 3~5배 높아진다는 통계가 있다.

⑥ 스트레스

스트레스를 받아 긴장을 하게 되면 혈압이 올라가게 되며 과도한 스트레스가 지속되면 혈압이 올라간 상태로 고정되어 결국 고혈압이 되고 만다.

속발성 고혈압이란 무엇인가

속발성 고혈압은 2차성 고혈압으로 고혈압의 약 5~10%를 차지한다. 이에 대한 발생이 혈압을 올리는 질병이 생겼을 때라든지 원인질병의 진행과정에서 갑자기 오르는 경우이다. 이는 여러 가지 원인으로 발생하는데 신장에 이상이 생기면 혈압을 높이는 호르몬이 많이 분비되어 고혈압이 되는 등 부신피질이 비정상적으로 과도한 호르몬을 분비하기 때문에 일어나기도 한다. 2차성 고혈압의 또 다른 원인은 대동맥염 증후군, 임신 등이다.

2차성 고혈압의 증상과 합병증의 결과 등은 본태성 고혈압과 매우 비슷하다. 원인질병의 증상이 뚜렷하지 않거나 많지 않을 때는 본태성 고혈압으로 오진하기 쉽다. 그러나 2차성 고혈압과 본태성 고혈압의 합병증과 치료방법은 같지 않다. 2차성 고혈압은 원인질환이 치료되면 고혈압 증상은 따라서 치유되기 때문이다. 그러므로 2차성 고혈압과 본태성 고혈압의 확실한 구분은 정확한 치료를 위해 반드시 필요하다.

※ 2차성 고혈압을 고려하여야 하는 경우

첫째, 35세 이전의 젊은 나이에 고혈압이 생겼을 경우나 55세 이후에 생겼을 경우

둘째, 가족 중에 신장질환을 앓고 있는 경우

셋째, 혈압이 180/110mmHg를 넘는 심한 고혈압
넷째, 고혈압 약을 복용하여도 혈압 조절이 잘 되지 않는 경우
다섯째, 빈맥, 발한, 진전, 안면 홍조등의 증세가 동반되면서 혈압의 변동이 큰 경우
여섯째, 몸이 붓고 무기력하고 피로한 증상과 변비 등이 동반될 때
일곱째, 방사선 검사상 심비대가 있거나 심전도상 좌심실 비후가 있는 경우 있다.

노인성 고혈압이란 무엇인가

연령이 증가하면 혈압도 상승하고 심혈관계의 질병도 증가한다는 것은 잘 알려진 사실이다 그러나 60세를 전후해서는 나이가 들어감에 따라 수축기 혈압은 계속 높아지나 확장기 혈압은 오히려 낮아지는 경향이 있다.

노인성 고혈압이란 일반적으로 55세 이상의 환자가 수축기 혈압이 이완기 혈압보다 크게 상승된 수축기성 고혈압으로 맥압의 차이가 80mmHg 이상인 경우이다. 특히 정서와 정신적 요소를 주의해야 한다. 노년기에는 일생 동안 가까웠던 사람들의 사망으로 받는 정신적 충격에 경제적 불안, 고독감, 무력감 등이 위험요소로 도사리고 있기 때문이다. 이러한 정서적 영향은 신체에 원활하지 못한 흐름을 촉진시켜 여러 질병으로부터 위험에 노출하게 만들 수 있다. 또한 신체의 노화 및 축적된 건강 유해 물질로부터 질병 발병 확률이 높아지게 된다.

노인 고혈압의 특성을 살펴보면 소위 노인성 고혈압의 특징이 되는 수축기 고혈압(systolic hypertension)이 나타나게 된다. 즉 수축기와 이완기 혈압의 차이가 현저하여 보통 80mmHg를 넘는다. 또한 안저의 동맥경화성 변화, 단단하고 꾸불꾸불한 상완동맥, X-선 촬영으로 발견되는 대동맥의 석회침착등 죽상경화 및 동맥경화증의 증후가 동반되기도 한다.

고혈압은 노년층에 매우 흔한 질환으로, 특히 수축기 혈압은 여러 가지 질병에 대하여 확장기 혈압보다 더 좋은 지표가 된다. 최근에는 대동맥에서 혈관의 유연성이 줄어들었음을 의미하는 맥압의 상승이, 수축기 혈압이나 이완기 혈압 단독에 비해 심혈관 위험성에 대한 더 좋은 지표가 된다고 알려지고 있다.

노년층에서 가장 흔한 고혈압은 본태성 고혈압이기는 하지만 노년층, 특히 60세 이상의 나이에서 처음으로 고혈압이 발병하거나, 치료에 잘 반응하지 않는 환자들 중에는 확인할 수 있는 2차적 원인이 있을 수 있음을 항상 염두에 두어야 한다.

어떤 노인들은 과도한 혈관 경직성 때문에 가성 고혈압이 나타날 수 있으므로 노인의 혈압을 잴 때는 특별히 더 많은 주의를 기울여야 한다. 또한 노인들은 젊은 사람에 비해 기립 시 혈압의 저하 혹은 기립성 저혈압을 나타내기 쉬우므로, 노인들의 경우 항상 눕거나 앉은 자세에서 뿐만 아니라 서 있는 자세에서도 혈압을 측정해야 한다.

노년층의 고혈압 치료는 커다란 잇점이 있는 것으로 밝혀졌는데, 60세 이상의 환자들에 대한 대규모 임상시험에서 항고혈압제의 사용으로 뇌졸중, 관상동맥질환, 심혈관질환, 심부전 및 사망률을 줄일 수 있다는 것이 증명되었다.

젊은 사람들과 마찬가지로 노인들에게 있어서도 고혈압 치료의 첫 단계는 생활양식의 개선이다 나이든 환자들은 약간의 염분 감소와 체중 감소에도 잘 반응한다. 만약 목표한 혈압에 도달하지 못하면 약물치료가 필요하다

젊은 사람들의 정상혈압은 최고혈압이 120~130mmHg이고 최저혈압은 70~80mmHg이어야 합니다.
최고 160
최저 95
이정도 수치면 고혈압 증에 들어섰다고 생각해야 합니다.
약년성 고혈압의 원인
스트레스!!
혈압이 높다고 해서 함부로 혈압강하제를 먹으면 안 되고 반드시 의사의 진료를 받아야 합니다.

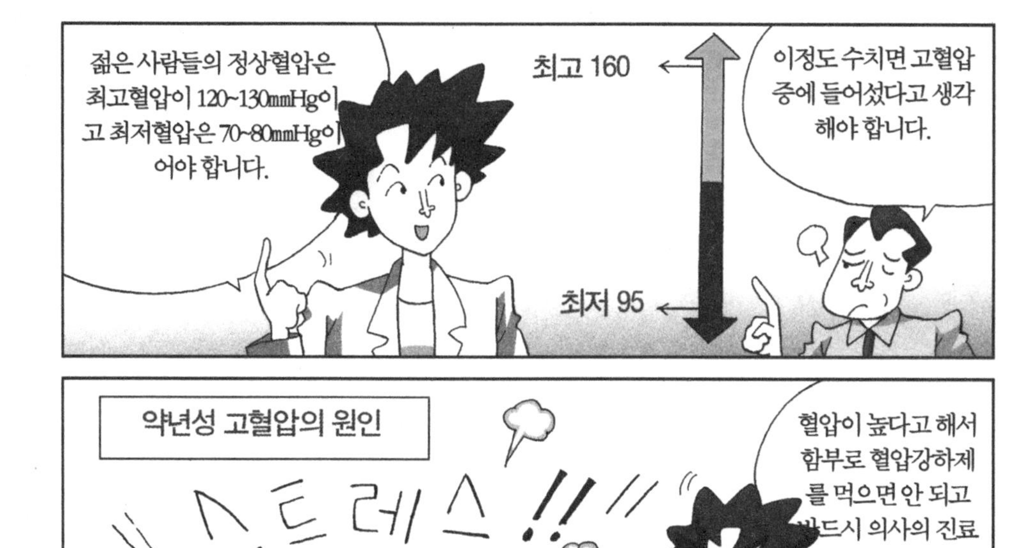

약년성 고혈압이란 무엇인가

4,50대에 가장 많이 나타나는 고혈압은 암이나 당뇨병처럼 성인병의 하나다. 최근에는 고혈압증이 나타나는 연령이 낮아져서 젊은 사람에게서도 쉽게 찾아볼 수 있는데, 이를 약년성 고혈압이라고 한다.

약년성 고혈압증이란 10대, 20대에 혈압이 경계성 고혈압(140~159mmHg/90~94mmHg) 또는 그 이상인 고혈압 상태를 말한다. 통계에 따르면 최근 젊은 사람들에게 고혈압이 늘어나

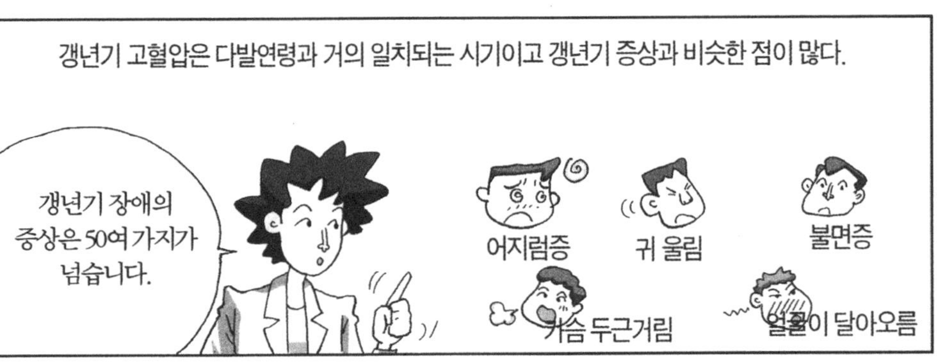

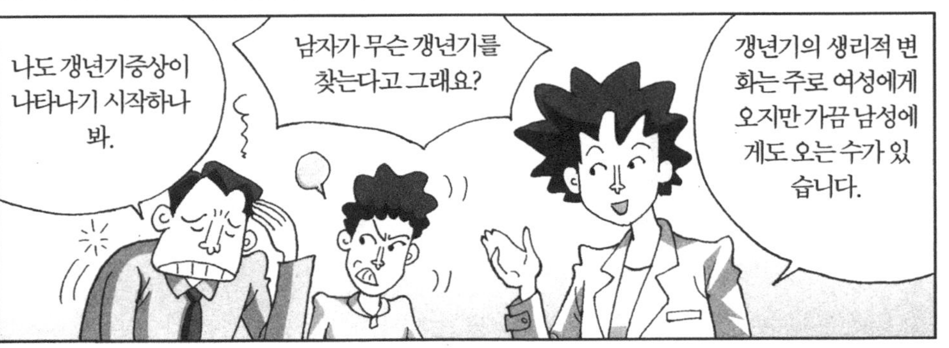

고 있다. 곧 위의 기준을 초과한 사람의 연령에 따른 비율은, 10대 1~2%, 20대 2~5%, 30대 5~10%, 40대 10~20%, 50대 20~30%로 나타나고 있다.

10대와 20대의 젊은이들에게 3~7%라는 높은 비율의 고혈압증이 발생한다는 사실은 매우 중요한 사태로 인식해야 한다. 이것은 고혈압이 중년기에 걸리는 성인병이라는 지금까지의 생각을 정면으로 뒤바꾸는 것이기 때문이다. 젊은 사람들의 정상혈압은 최고혈압이 120~130mmHg, 최저혈압이 70~80mmHg이어야 한다. 최고혈압이 160mmHg을 넘어섰거나 최저혈압이

95mmHg을 넘어서면 고혈압증에 들어섰다고 생각해야 한다.

소아 고혈압 진단은 두가지 측면에서 중요하다. 첫째 ,성인에 비해 상대적으로 이차성 고혈압이 많으므로 그 기질적인원인 질환이 있을 가능성이 높다. 곧 소아 고혈압은 동반 질환이 있을 가능성이 높고 이를 치료함으로써 고혈압 치료를 종결할 수 있다. 둘째, 여러 연구에 의하면 성인의 본태성 고혈압이 소아기부터 시작되는 것으로 보고되고 있다. 소아기 때의 혈압관리가 성인에서의 고혈압 내지 그로 인한 합병증의 예방에 있어서 매우 중요하다고 하겠다.

소아 고혈압의 경우 최소한 세 번 시기를 달리해서 측정한 수축기 및 확장기 혈압이 같은 연령, 같은 성의 소아의 혈압 90 백분위수 미만인 경우를 정상 혈압이라 하고, 90 백분위수 이상이면서 95 백분위수 미만인 경우를 높은정상(high-normal)이라고 하며, 95 백분위수 이상인 경우를 고혈압 이라고 정의한다.

고혈압 환자의 연령별 발생 이유는 다음과 같이 볼 수 있다.

첫째, 생후 1개월 이하의 경우는 신동맥 혈전,대동맥 축삭,선천성 신질환이 원인이 된다.

둘째, 생후 1개월- 6세의 유아는 신질환, 대동맥 축삭,신동맥 협착이 원인이 된다.

셋째, 6세-10세의 아이는 신질환, 신혈관질환, 본태성 고혈압이 원인이 된다.

넷≳, 10세-18세의 아이들과 청소년은 본태성 고혈압, 신질환이 원인이 된다.

고혈압 분류 및 접근방침에 대해 정리해 보면 다음과 같다.

대략적인 연령별 고혈압 기준

연령	평균	90백분위수	95백분위수
6-7	104/55	114/73	117/78
8-9	106/58	118/76	120/82
10-11	108/60	120/77	124/82
12-13	112/62	124/78	128/83
14-15(남)	116/66	132/80	138/86
(여)	112/70	126/80	130/83
16-18(남)	121/70	136/82	140/86
(여)	110/68	125/81	127/84

첫째, 비만증이 없을 경우는 진단을 위한 진찰,검사, 비약물 또는 약물치료 고려

둘째, 비만증이 있을 경우 체중조절 그래도 계속 95% 이상이면 비약물 또는 약물치료 고려

셋째, 90-95백분위수는 높은정상(high-normal)

넷째, 신장을 고려한 혈압평가, 6개월 마다 혈압 추적 검사

다섯째, 0백분위수 미만은 정상혈압

약년 고혈압증이 크게 늘어나는 것은 그 대부분이 스트레스 때문이다. 이 연령대에는 혈관도 튼튼하고 혈압이 안정되어 있어야 하는데도 불구하고 3~7%가 고혈압이라는 것은 대책을 서둘러야 할 중요한 일이다. 약년성 고혈압은 특별한 유전적 요인 없이 발생한다는 것이 특징이다. 그리고 최고혈압이 140 mmHg 이상 올라갔어도 최저혈압은 80mmHg 전후로 그렇게 높지 않다는 것 역시 약년성 고혈압의 특징이다. 곧 최고혈압은 이상이 있으나 최저혈압은 정상에 있다는 것이다. 이것은 본태성 고혈압이나 2차성 고혈압과는 그 성질이나 내용에서 차이가 있다.

약년성 고혈압은 농촌보다 도시일수록 증가하는 경향이 있다. 그 주된 원인은 사회적 정신적 스트레스에 의한 영향 때문이다. 빠른 도시의 환경과 지나친 강박적 생활로 인하여 사람들은 정서적 안정을 찾지 못하고 방황하게 된다. 이에 따라 스트레스가 과부하되게 되며 곧 약년성 고혈압에도 영향을 미치게 되는 것이다.

그밖에 젊은 층에게는 자유분방한 생활태도 때문에 섭생에 문제가 발생하고, 그것이 고혈압 유발의 빌미를 만들게 된다. 이

러한 약년성 고혈압은 도시형인 경우 대개는 신경성이다. 그래서 피로가 해소되면 올랐던 혈압도 따라 내리게 된다. 이는 일시적으로 혈압이 올라가는 일과성 고혈압이다.

일과성이라고 하여 방치해서는 안 된다. 일과성 고혈압이 되었다가 그 원인이 해소되면 정상으로 돌아간다고 하더라도 혈압이 자주 올랐다 내리는 사람은 본태성 고혈압으로 발전할 수 있다는 경고로 받아들여야 한다. 실제로 약년성 고혈압의 일부는 일과성으로 끝나지 않고 본태성 고혈압으로 발전하든가 신성 고혈압 또는 다른 증상을 나타내어 2차성 고혈압으로 진행되기도 한다.

그리고 혈압이 높다고 해서 함부로 혈압강하제를 먹어서는 안 된다. 먼저 본태성인지 2차성인지 원인을 정확하게 알아내어야 한다. 젊은 사람에게서 가끔 발견되기도 하는 2차성 고혈압의 경우 빨리 조치하지 않으면 생명을 잃을 수도 있다.

(1) 젊은이의 본태성 고혈압

본태성 고혈압이 약년성 고혈압에서 차지하는 비율은 그다지 크지 않다. 본태성 고혈압의 경우 성인 전체를 기준으로 고혈압 환자의 90%가 본태성 고혈압인데 비해 젊은이들에게서는 3~7%로 수적으로는 별로 문제되지 않는다. 그러나 이 젊은이들의 본태성 고혈압을 방치할 때 일과성으로 끝나지 않고, 일반적 본태성 고혈압으로 진행된다는 점에서 관심을 기울여야 한다.

젊은이들의 본태성 고혈압은 최고혈압이 150~160mmHg까지 올라가기도 하지만, 최저혈압이 80~90mmHg로 별로 높지 않다. 그럴 뿐만 아니라 이들의 50% 정도는 안정하고 있으면 혈압이 내린다.

그리고 고혈압의 성질 자체도 양성이 대부분이라서 크게 걱정하지 않아도 된다. 그러나 35세까지 방치해 둔다면 사태는 심각해진다. 35세가 되면 뇌동맥이 좁아지고 혈액의 흐름이 나빠지며 심장 또는 신장의 기능이 떨어져 성인들의 본태성 고혈압으로 바뀌는 증세가 나타나기 때문이다. 약년성 본태성 고혈압일 경우 쉽게 생각해 방치해서는 절대 안 된다.

(2) 젊은이의 2차성 고혈압

속발성 고혈압 이라고 불리는 2차성 고혈압은 다른 원인에 의해 2차적으로 일어나는 고혈압을 가리킨다. 젊은 사람들에게 오는 고혈압은 내분비 이상으로 오는 일과성 고혈압과 유전적 소인을 갖춘 본태성 고혈압도 있지만 이처럼 다른 원인 병이 있어서 2차적으로 일어나는 고혈압으로 일어날 수도있다. 이 2차성 고혈압에는 악성 증상을 가진 것이 많다. 젊은 사람에게 고혈압 증세가 나타나면 어떤 경우이든 고혈압의 원인을 밝혀

내고 곧 치료를 시작해야 한다.

먼저 신성 고혈압이 있다. 이것은 수적으로 가장 많이 발생하는 약년성 고혈압으로, 약년성 고혈압의 거의 절반을 차지하고 있다. 그중에서도 특히 급성 신염과 만성 신염을 원인으로 하여 발생한 것이 많다. 급성 신염은 치료만 잘하면 대체로 완쾌율이 높다. 그러나 철저하게 치료되지 않았을 때는 만성 신염으로 진행하기 쉽다. 만성 신염은 치료가 쉽지 않다. 장기간 앓다가 악화되면 위축신이나 요독증을 일으켜 생명을 잃는 경우도 있다.

둘째, 신혈관성 고혈압이 있다. 이것은 신장의 동맥이 죽과 같은 찌꺼기가 끼는 죽상경화증이 발생할 경우 혈관의 안지름이 좁아져 혈액의 흐름이 잘 안 되고, 그 결과 신장의 기능이 나빠진다. 그렇게 되면 신장은 충분한 혈액의 공급을 받지 못하게 되며, 이에 따라 고혈압이 발생한다.

셋째, 일측성 고혈압이 있다. 태어날 때부터 한쪽 신장에 기형이 있든가 병이 있어서 일어나는 고혈압을 말한다.

넷째, 임신중독으로 인한 고혈압이 있다. 흔히 임신 후반에 나타나기 쉬운 고혈압으로, 대부분 임신 8개월쯤부터 몸이 붓고 소변에 단백이 나오는 등 고혈압 증세가 나타난다. 악화되면 두통, 구역질, 경련, 시력저하, 심한 경우에는 의식을 잃기까지 한다. 그리고 출산할 때 신생아나 산모의 생명에도 위험을 준다. 분만 후 대개 1~2개월이면 고혈압은 사라진다. 그러나 일부는 계속 그 증세가 나타나기도 한다. 원래부터 고혈압증인 여성이 임신하면 임신중독증을 일으킬 가능성은 더욱 높다.

다섯째, 내분비성 고혈압이 있다. 호르몬의 균형이 깨져서 생기는 고혈압으로, 이에는 여러 가지가 있다. 곧 부신수질에 갈색포종의 혹이 생겨 고혈압을 일으키는 경우가 있다. 부신수질에 혹이 생기면 여기서 분비되는 아드레날린 등은 혈압을 높여주는 작용을 한다. 두통, 심박동 증진과 함께 땀이 나고 배가 아프고 가슴도 아프며 구역질이 나고 손발이 저리는 등의 고혈압 증상이 나타난다. 수술로 이 혹을 제거하면 고혈압은 치유된다.

여섯째, 심장혈관성 고혈압이 있다. 심장이나 혈관의 병이 원인이 되어 나타나는 고혈압으로 대동맥이나 크고 작은 동맥에 선천적인 결함이나 이상이 생기거나 동맥경화로 혈관의 안지름이 좁아졌을 때 혈액의 흐름이 방해되어 발생한다. 이 증상은 팔의 혈압은 높은데 발의 혈압은 낮다거나, 팔의 혈압 중에도 한쪽은 높고 다른 한쪽은 낮다거나 하는 특징이 있다. 그리고 고개를 뒤로 젖히면 어지럼증이 일고, 손발이 차며, 피로해지기 쉽고 시력이 나빠진다. 가끔은 협심증 발작을 일으키기도 한다.

갱년기가 미칠 수 있는 고혈압

사람은 인생의 주기를 나누어 일반적으로 유아기, 소아기, 청년기, 노년기 등 여러 갈래로 시기를 나누어 생각해 볼 수 있다. 특히 갱년기는 일반적으로 40대 후반에서 60대 사이로 신체적 기능이 퇴화하고 이에 따라 심리적 정서적으로 여러 가지 변화가 찾아오는 시기를 일컫는다.

갱년기의 생리적 변화는 주로 여성에게 온다. 물론 가끔은 남성에게서도 갱년기 증상을 발견할 수 있으나 수직으로는 거의 무시해도 좋을 만큼 적다. 갱년기 증상은 여성 호르몬과 깊은 관련이 있기 때문에 여성에게 더 많이 나타나는 것인지도 모른다.

나이와 BMI와 관계없이 폐경후 여성이 가임기 여성보다 고혈압을 가질 확률이 2배정도 높은 것으로 나왔다. 폐경기 여성의 수축기 혈압이 4-5mmHg높은 것으로 되어있다. 폐경에 따른 혈압상승의 기전으로는 여성호르몬의 감소, 뇌하수체호르몬의 과잉, 체중의 증가, 아직까지 알려지지 않은 신경호르몬 영향이 상호작용 등으로 추정되고 있다.

폐경 후 호르몬 대체요법이 혈압에 미치는 영향에 대해 현재까지의 연구들의 결과는 여러 가지 말들이 많아 정설이 없다. 전반적으로 호르몬대체요법에 의한 혈압의 변화는 미미하므로 정상 또는 고혈압이 있는 환자에서 호르몬 사용을 혈압 때문에 기피할 필요는 없다. 호르몬요법을 받고 있는 여성고혈압환자는 초기에 혈압에 대해 주의 깊은 관찰을 요하며 그 이후에는 6개월마다 혈압을 측정해야 한다.

(1) 난소의 노화

빠른 경우 갱년기의 시작이 35세 이후로 보고 있다. 그러나 개인차에 따라 어떤 사람은 50세가 훨씬 지나도록 갱년기 증상이 나타나지 않기도 한다. 일반적으로 요즈음은 45세부터 55세 사이를 갱년기로 보고 있다.

갱년기에서 볼 수 있는 생리적 변화로서 특징적인 것은 난소가 노화한다는 사실이다. 그 결과 난소가 위축되며 호르몬의 분비상태에도 변화가 오고 월경에도 변화가 온다. 이러한 과정을 거쳐 폐경에 이르면서 임신과 분만의 성기능은 완전히 소실된다.

(2) 갱년기 장애증상

50 여 가지의 여러 증상을 발생 시킬 수 있는 갱년기 장애는 열감, 냉증, 가슴의 두근거림, 얼굴의 달아오름, 두중, 두통, 어지럼증, 귀울림, 팔다리 저림증, 피로감, 불면증, 다한증, 요통 등 아주 다양하다. 이들 증상은 정신적 감정적 영향을 민감하

게 받는다.

갱년기는 고혈압의 다발연령과 거의 일치되는 시기이다. 그리고 증상에서도 갱년기 증상과 고혈압 증상은 비슷한 것이 많다. 갱년기 그 자체는 혈압과는 관계없이 나타나지만, 생리적 또는 정신적 변화가 같은 시기에 오며, 증상도 비슷하기 때문에 갱년기에는 특히 고혈압을 조심해야 한다.

갱년기 고혈압의 특징은 극심한 동요성에 있다. 따라서 갱년기에는 비록 증상이 가볍다고 하더라도 혈압을 측정해 보거나 소변검사를 하여 고혈압에 대한 예방책을 세워야 한다.

고혈압 다른 방법으로 구분하는 방법

진찰성 고혈압
평소에는 정상인 사람이 진찰 때 혈압이 높아진 경우

의원성 고혈압
약을 잘못사용 했거나 약이 부족해 일어나는 경우

고원성 고혈압
3000~4000이상 높은 산에서 일어나는 고혈압증

완고성 고혈압
복잡한 원인에 의해 발생
?
?

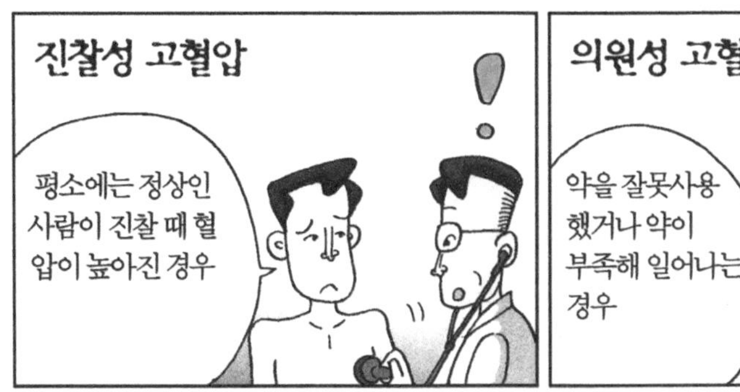

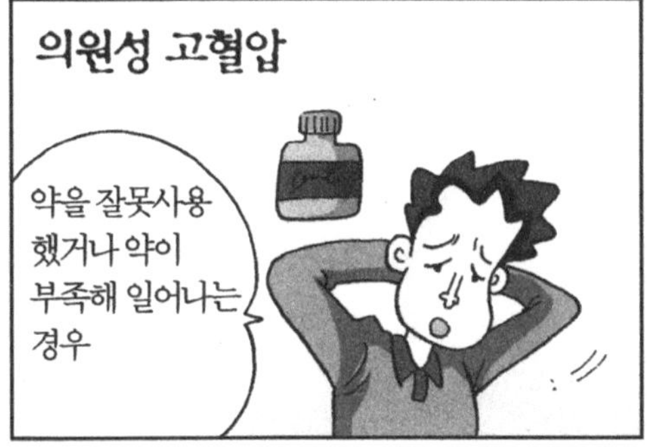

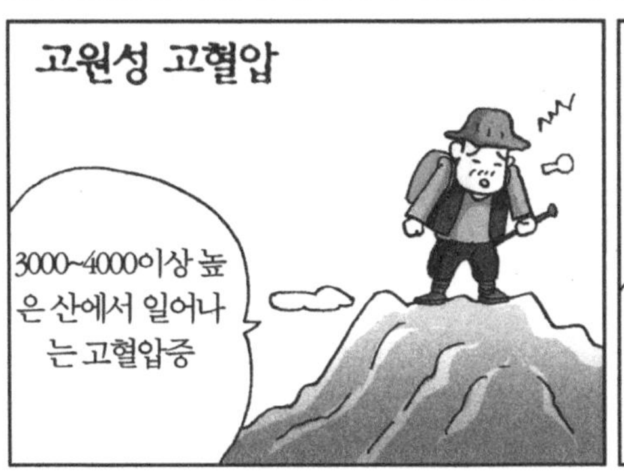

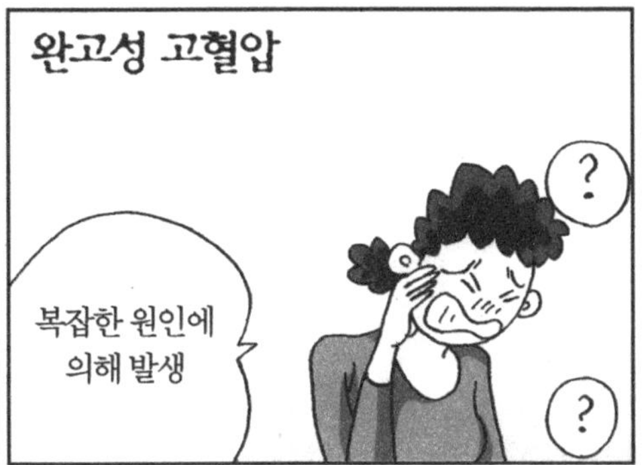

진찰성 고혈압의 유형

정상인 사람 또한 혈압 진찰로 인하여 갑자기 혈압이 높아지는 경우를 경험 할 수 있다. 이는 긴장감과 걱정의 과해지며 이로 인해 일어나는 현상이다. 이런 증상이 있는 사람은 진찰 때 누운 자세로 10분마다 혈압을 재는데 네 차례 정도 해야 한다.

처음 잴 때의 혈압이 가장 높고 뒤이은 세 차례의 측정 혈압은 그 차이가 크지 않다.

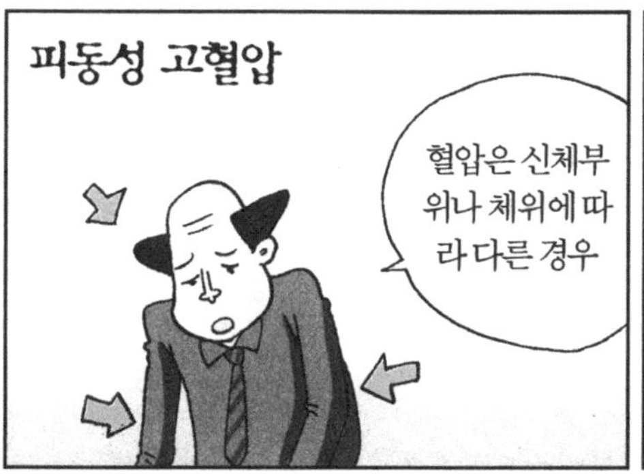

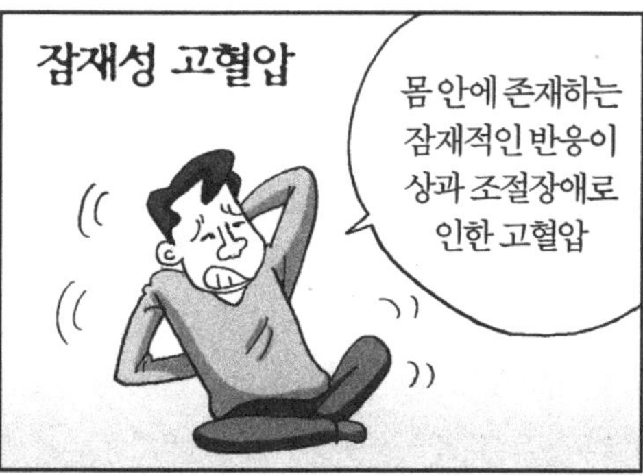

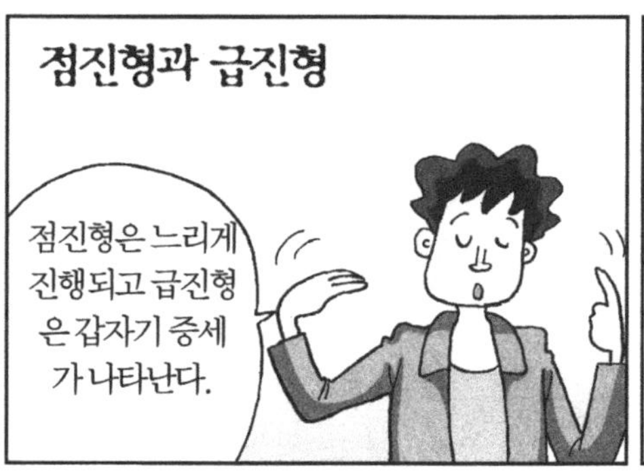

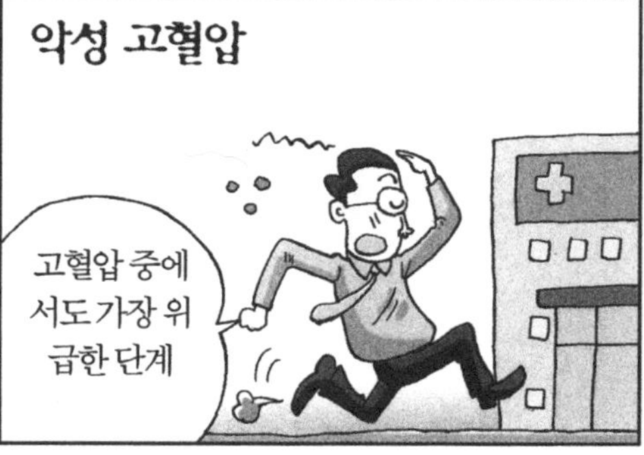

의원성 고혈압의 유형

수축기 고혈압으로 나타는 의원성 고혈압이란 의사가 치료할 때 환자에 대한 심리치료가 적당하지 않거나 약을 잘못 사용했거나 약의 양이 부족해 일어나는 혈압상승을 말한다.

고원성 고혈압의 유형

고원성 고혈압이란, 기압이 낮고 산소가 부족한 고원지대나 3,000~4,000m 이상의 높은 산에서 일어나는 고혈압증을 말한다. 그 증상으로는 호흡곤란, 심기능부전 등과 함께 혈압이 높아지며, 때로는 고혈압의 위험한 증상이 동반되기도 한다.

완고성 고혈압의 유형

고혈압의 증상은 하나의 원인에 의해 나타나기보다 복합적 원인에 의해 발생하는 경우가 많다. 특히 이 완고성 고혈압은 어떤 약을 사용해 치료해도 혈압이 계속 높아진다. 대부분의 고혈압증에는 약을 투여하면 조절이 가능한데, 일부 사람에게서 볼 수 있는 현상으로, 어떤 약제로도 조절이 안 되는 경우를 말한다.

파동성 고혈압의 유형

사람의 혈압은 수시로 변한다. 개인차에 따라 혈압 자체도 다르지만 한 개인이 가지는 혈압 또한 수시로 달라 질 수 있다. 일반적으로 정상적인 사람에 대한 혈압을 24시간 측정해 보면, 수축기 혈압과 이완기 혈압의 차이는 50mmHg 이상의 변화가 있다. 이러한 혈압파동은 정상혈압에서나 경계성 고혈압, 고혈압에서 자주 볼 수 있는 현상이다. 일반적으로 정상혈압이 파동성 고혈압으로 진행되어 고정된 고혈압이 된다는 주장도 있다. 혈압은 신체 부위나 체위에 따라, 주야간의 차이에 따라 매우 크다. 혈압의 이러한 변이성 때문에 기초혈압 또는 안정혈압의 측정은 어렵다. 그러므로 여러 번 혈압 측정을 해보아야 한다.

잠재성 고혈압의 유형

잠재성 고혈압이란 인간의 신체에 존재하는 잠재적인 반응이상과 조절장애로 인한 고혈압이다. 평상시에는 어떤 증상도 나타나지 않다가 일정한 외부요인에 자극을 받으면 혈압이 높아진다. 우리 몸 안의 환경을 안정되게 유지하는 것은 생명을 유지하는 데 무엇보다 중요한 조건이다. 정상일 때 우리 몸은 자극을 받으면 신경과 체액의 조절을 통해 원래의 상태를 회복한다. 잠재성 고혈압을 좀 더 일찍 알 수 있게 된다면 이에 적극 대처함으로써 고혈압으로 진행되는 것을 막을 수 있다.

점진형 고혈압의 유형

점진형 고혈압은 시간의 흐름에 따라 점차 혈압상승이 일어나고 극히 느리게 진행되어 느낄 수 없을 정도의 혈압 상승의 진행된다. 초기 무증상으로 인하여 아무런 자각이 없는 경우가 대부부이며 이후 뇌출혈이 있고서야 자신의 고혈압을 알게 되는 경우도 있다. 이는 심장과 뇌혈관에 큰 영향을 미치는데, 혈압상승이 완만하므로 오랜 시일에 걸쳐 부담을 주어 좌심실이 점점 붓게 되고, 마침내는 고혈압성 심장병이 진행될 수 있다. 그리고 긴 시일 동안 지속적으로 고혈압이 계속됨으로써 후기에는 뇌기능장애 또는 뇌의 기질적 손상이 나타날 수 있다.

급진형 고혈압의 유형

고혈압 병증이 진전이 급속한 고혈압증으로, 몇 년 동안 완만하게 유지되던 혈압이 갑자기 증세가 악화된다. 대부분 40세 이하의 중장년층에서 발견되는데, 갑작스럽게 혈압이 올라가 높은 수준에서 유지된다. 수개월 또는 1, 2년 사이에 심장, 뇌, 신장에 합병증이 발생하게 된다. 급진형 고혈압은 점진형 고혈압에 비해 예후가 좋지 않다. 급진형 고혈압은 치료하지 않으면 생존율은 1년 안팎으로 매우 낮다. 그러나 적극 치료하면 5년 이상으로 확장된다.

악성 고혈압의 유형

급진형 고혈압 중 가장 위험한 단계로서 악성 고혈압을 말한다. 이는 대부분 젊은 층에서 발생하는데, 보통 최저혈압이 140mmHg을 넘는다.

악성 고혈압은 본태성이든 2차성이든 생명을 위협하는 심각한 상태를 말하는데, 수개월 또는 1, 2년 사이에 심장, 뇌, 신장에 합병증이 발생해 뇌혈관 질환이나 심기능부전, 시력저하 또는 실명 등이 일어날 수 있다. 그러므로 악성 고혈압은 어떤 경우이든 입원해서 서둘러 치료해야 한다. 그러나 치료할 때 너무 급하게 혈압을 내리지 않도록 주의한다. 만일 혈압강하가 지나치면 뇌혈액 공급부족으로 뇌에 손상을 입힐 수 있기 때문이다.

고혈압의 치료와 예방

고혈압이 미칠 수 있는 질병

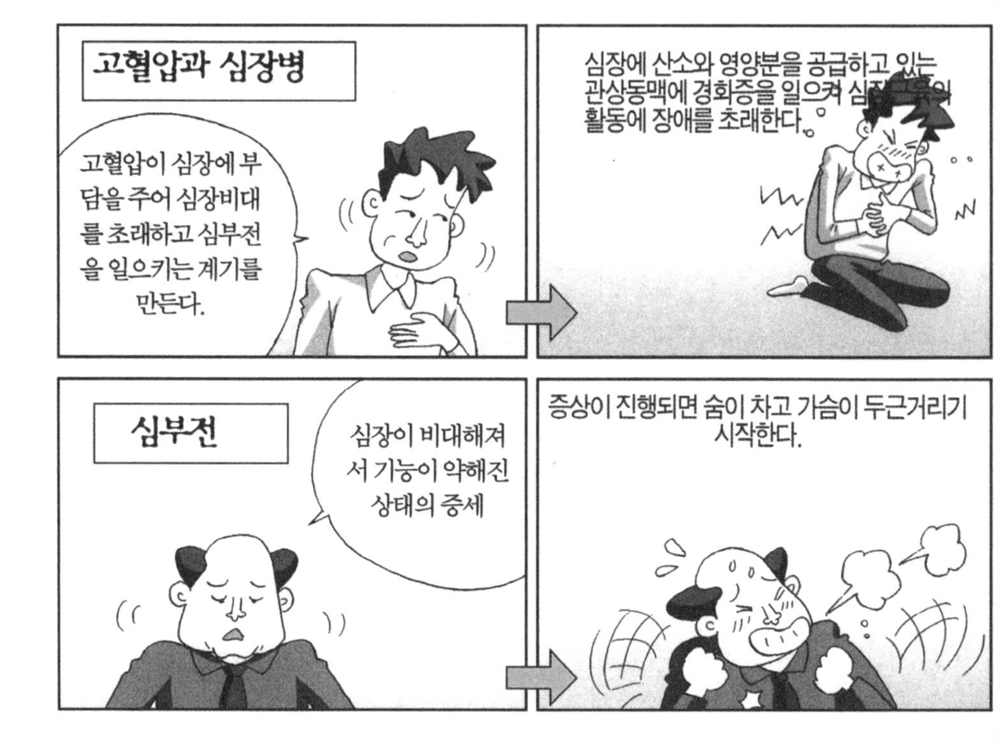

심장, 고혈압으로 망가질 수 있다

심장은 고혈압에 따라 영향을 받게 되는 데 이를 크게 두 가지로 고려해 볼 수 있다. 먼저 그 하나는 고혈압이 심장에 부담을 주어 심장비대를 초래하고 심부전을 일으키는 계기를 만드는 것이다. 또 다른 하나는 심장에 산소와 영양분을 공급하고 있는 관상동맥에 경화증을 일으켜 심장근육의 활동에 장애를 초래하게 되는 것을 들 수 있다. 이러한 심장장애는 고혈압의 정도에 따라 차이가 있기는 하지만 2년 이상 계속되면 일어나기

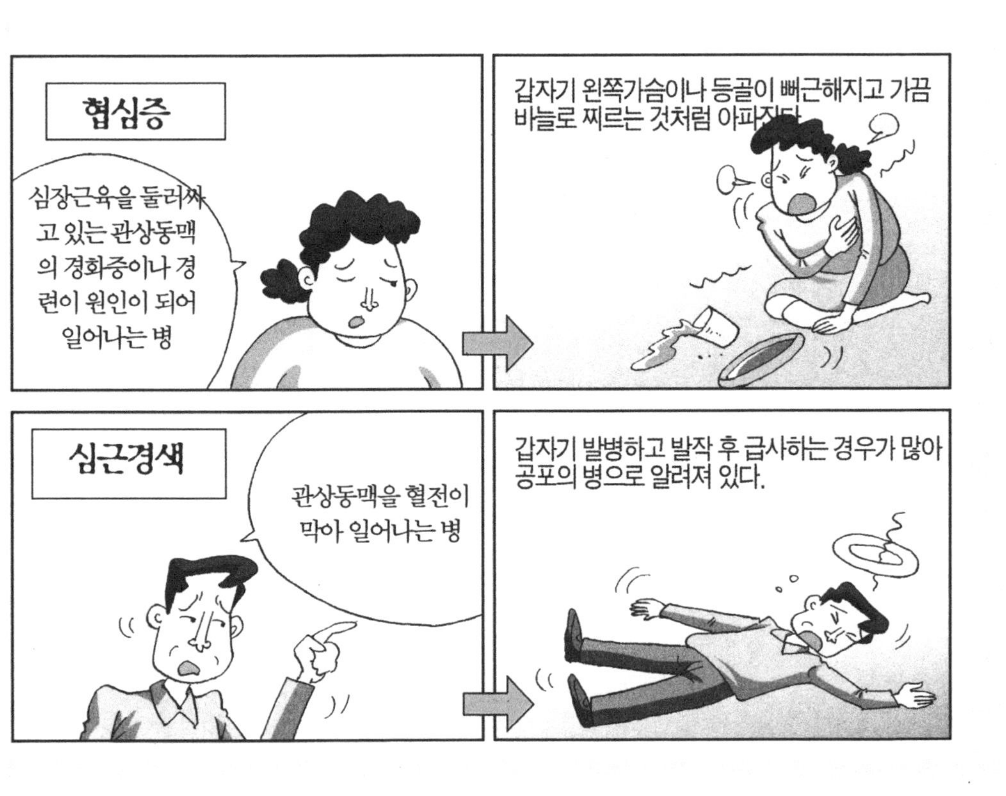

시작한다. 여기에는 심부전 및 협심증, 심근경색을 설명해 볼 수 있다.

먼저 심부전 심장의 비대해짐에 따라 기능이 약해진 상태를 말한다. 심장의 힘은 수축력에 있다. 수축력이 약해지면 심장 기능도 약해진다. 그런데 심장이 고혈압증 등의 이유로 비대해지면 그 수축력이 약해진다. 심장이 비대해져서 그 기능이 약해진 상태의 증세를 심부전이라 한다. 심부전은 초기에는 아무런 자각증상도 없고, 심전도검사에도 이상이 나타나지 않는다. 그러나 증상이 진행되면 숨이 차고 가슴이 두근거리기 시작한다. 몸을 움직이면 그 증세는 더 심해진다. 나중에는 발에 부종이 생기고, 밤중에 심한 호흡곤란이 발생하기도 한다.

협심증이란 심장근육을 둘러싸고 있는 관상동맥의 경화증이나 경련이 원인이 되어 일어나는 병이다. 갑자기 왼쪽 가슴이나 등골이 뻐근해지고 가끔은 바늘로 찌르는 것처럼 아파진다. 이 아픔은 극도로 심해 아프다는 소리도 지르지 못할 정도이다. 동시에 맥박이 심하게 불규칙하게 되고 숨이 끊어질 것처럼 되어 곧 죽을 것 같은 불안감이 생긴다. 이러한 발작이 수분 동안 또는 수십 분 동안 계속되다가 멎는다. 때로는 하루에 발작이 여러 번 일어나기도 한다. 운동을 하고 난 뒤, 흥분해 심하게 떠든 뒤, 찬바람을 쏘인 뒤 발작이 잘 일어난다.

또한 관상동맥을 혈전이 막아 일어나는 병으로 심근경색을 살펴 볼 수 있다. 이에 대한 원인은 관상동맥경화증에 있는 것으로 알려져 있다. 갑자기 발병하는데 증세는 협심증과 비슷하며 발작 후 급사하는 경우가 많아 무서운 질병으로 알려져 있다. 발작은 가벼운 증세라도 30분 이상 계속되고 중증일 때는 여러 날 계속된다.

고혈압이 신장 질환에 미치는 영향에 대하여

신장은 200만 개의 부품 즉 신소체를가진 우리 몸의 하수공장이라고 할 수 있는 인체 5대 장기 중의 하나이다. 그 크기는 꼭 쥔 주먹보다 작고 무게는 100~200g 밖에 안 되며 좌우 2개를 합해 자기 체중의 200분의 1이지만, 하는 일은 엄청나다.

신장의 한복판으로는 대동맥이 흐르며 1분에 1.2ℓ 나 되는 대용량의 혈액이 지나간다. 혈액을 받아들인 신장은 사구체를 통해 노폐물을 걸러내고 있는데, 혈액이 여과장치인 사구체를 한바퀴 돌아 나오려면 일정한 압력이 필요하다. 그래서 사구체의 혈관에는 언제나 압력이 가해지고 있고, 이를 싸고 있는 가는 혈관은 고혈압의 영향을 받게 된다.

고혈압증이 치료하지 않은 상태로 오래되면 사구체 수가 줄어드는데, 고혈압 말기에 이르면 사구체가 극심하게 줄어들어 신장은 혈액의 노폐물을 걸러내는 본래의 기능을 할 수 없게 된다. 이때에 이르면 혈액은 노폐물이 걸러지지 않아 유독성분을 함유하게 되고, 마침내는 요독증을 일으키게 된다. 그뿐 아니라 신장의 기능이 한번 침범당하면 고혈압은 걷잡을 수 없이 악화되고, 악성 고혈압에 이르러서는 뇌부전, 심장부전까지 초래한다.

급성 신염이란 신장병 가운데 가장 흔하며, 사구체신연이라고도 한다. 대표적인 경우는 편도선염, 폐렴 등의 세균감염으로 일어나는데, 어려서 걸리기도 하며 치료시기를 놓치면 만성으로 진행된다.

한편 만성 신염은 신장병 가운데 완치가 어려운 것으로 알려져 있지만, 치료를 계속하면 일상생활을 하는 데는 큰 지장이 없다. 만성 신염의 증상에는 다음과 같은 네 가지 유형이 있다.

첫째, 소변에 단백이나 적혈구는 나오지만 부종은 없고, 혈압도 그렇게 높지 않다. 잘 치료하면 증세는 호전된다.

둘째, 네프로제형으로, 부종과 단백뇨가 있는데 부종은 눈꺼풀에서 시작되어 온몸으로 퍼진다. 때로는 복수, 흉수가 차기도 하며, 호흡곤란이 오기도 한다.

셋째, 고혈압형의 만성 신염으로, 치료가 매우 어렵다.

넷째, 재발형 만성 신염으로, 치료법은 안정과 식사요법뿐이다.

특히 부종이 있을 때는 절대안정이 필요하다. 치료는 일생 동안 해야 한다.

신경화증 또한 세동맥경화증이 발생하면 신장경화증세가 나타나는 질환이다. 병이 진행됨에 따라 신장은 위축증이 나타나며, 마침내는 마른 밤처럼 되어버린다. 세동맥경화는 고혈압으로 인해 발생한다. 그러므로 고혈압이 있으면 신경화증이 오는 경우가 많고, 신경화증이 오래 되면 위축신이 된다. 위축신은 모든 신장병의 위험한 말기증상이다.

마지막으로 요독증을 들 수 있는 데 이는 신장의 기능장애로 혈액의 노폐물을 제대로 걸러내지 못했을 때 일어나는 병세이다. 피로감, 체중감소, 빈혈 등의 증상에 이어 식욕부진, 구역질, 구토가 일어나면서 정신적 반응이 둔해지고 졸음, 두통 등의 증상을 보이다가 혼수상태에 빠져들어 사망에 이르기도 한다.

고혈압과 고지혈증의 상관관계

최근 건강검진을 해보면 고지혈증(高脂血症)이라고 결과가 나오는 분이 늘고 있다. 대부분 옛날보다 먹거리가 풍부해서 영양이 너무 과다한 것이다. 육류섭취가 늘고 운동은 부족하다보니 자꾸 혈액안에 콜레스테롤이 늘어난다. 콜레스테롤이 적당히 우리 몸에 있어야 우리몸을 구성하는 세포를 만들고 몇 가지 호르몬도 만들지만 너무 많은 콜레스테롤은 혈관에 죽처럼 달라붙어 혈관을 막기도 하고 혈전 때문에 심근경색이나 뇌경색 등 치명적인 질환의 주범이 된다.

고혈압과 고지혈증은 모두 동맥경화성 심혈관계질환의 주요 위험인자로서 두 가지가 동반되어 있는 경우가 흔하며 고지혈증과 고혈압이 같이 있으면 서로 나쁜 영향을 미쳐 위험이 증가한다. 고지혈증을 치료하거나 예방하게 되면 동맥경화증의 발생을 막을 수 있고 또한 이미 진행된 동맥경화증에서 죽상경화반의 퇴화 및 안정화를 꾀하여 심혈관계 사망률을 감소시킬 수 있을 것으로 보인다.

고질혈증의 검사를 하면 콜레스테롤도 한가지가 아니고 몇가지 종류가 있는 것을 알게 된다. 콜레스테롤은 혼자서 둥둥 혈액에 떠서 돌아다니는게 아니다. 혈액안에 있는 단백질과 만나 결합해서 돌아다니는데 결합정도에 따라 중성지방 저밀도지단백(LDL)콜레스테롤, 고밀도지단백(HDL)등으로 나눈다.

혈장 내 총 콜레스테롤 농도가 240mg/dL 이상, LDL 콜레스테롤 160mg/dL 이상, 트리글리세라이드 200mg/dL 이상 그리고 HDL 콜레스테롤 농도가 40mg/dL 미만 중 하나라도 이러한 이상 수치를 나타내면 일단 고지혈증 혹은 이상지질혈증(dyslipidemia)이라고 진단을 내릴 수가 있다. 또한, 콜레스테롤 중 죽상동맥경화증(atheroscle-rosis)의 진행에 가장 밀접히 관련된 콜레스테롤은 LDL 콜레스테롤이므로 치료지침결정에 중요 지표로 삼는다.

고지혈증의 치료 기준은 단순히 콜레스테롤의 수치만을 기준으로 하지는 않다. 동반질환 및 위험요인에 따라 치료 시점 및 목표치가 달라진다. 위험요인이 1개 이하, 2개 이상, 관동맥 질환 혹은 이에 준하는 위험요인으로 위험요인 군을 나누어 치료의 지침이 구분된다. 또한 하루 30분 이상의 적당한 달리기, 수영, 자전거 타기 등의 유산소 운동이 좋다. LDL 콜레스테롤이 높아 동맥경화가 있는 사람이 병의 진행을 막기 위해서는 1주일에 1,400㎉를 소모하는 정도의 운동이 필요하고, 동맥경화를 개선하려면 2,200㎉를 소모할 정도의 운동이 필요하다.

고지혈증 치료에 있어서 식이 요법 또한 매우 중요하다 할 수 있다. 야채, 과일, 정제되지 않은 곡물, 불포화 지방산이 많은 올리브기름, 등 푸른 생선 등을 많이 섭취하는 것이 도움이 된다. 동물의 내장, 간 및 알 종류는 콜레스테롤이 특히 많으므로 되도록 피하고 육류 중에서도 붉은 색이 많이 나는 소고기, 돼지고기는 피하고 닭고기나 오리고기처럼 하얀 색이 많이 나는 고기를 먹는 게 좋다.

그러나 콜레스테롤 수치가 높은 경우에는 식이요법과 운동요법으로는 콜레스테롤을 적절히 조절할 수 없다. 운동과 식사 조절을 잘하는 운동 선수에게도 고지혈증 환자가 많다는 점이 이를 반증한다. 실제로 콜레스테롤의 70% 정도는 우리 몸에서 간과 내장에서 자체적으로 만들어내고 30%만이 음식물 섭취로 흡수되기 때문이다. 이 경우 콜레스테롤 수치를 낮추는 스타틴 계열의 조코와 메바로친, 리피토, 크레스토 등의 약물을 복용해야 한다.

당뇨병과 고혈압의 상관관계

당뇨병은 고혈압과 밀접한 관련을 갖고 있는 데 먼저 당뇨병의 증세로 세소동맥경화증이 있고, 당뇨병에 걸리면 안저의 망막에 혈관류가 생기는 데서 찾아 볼 수 있다.

고혈압과 당뇨병은 발병유인에도 비슷한 점이 있어 과식이나 비만 등은 두 병 모두의 발병유인이 된다. 그리고 고혈압 환자가 당뇨병에 걸리면 증세가 악화된다. 그리고 고혈압 환자가 당뇨병에 걸리면 증세가 악화된다.

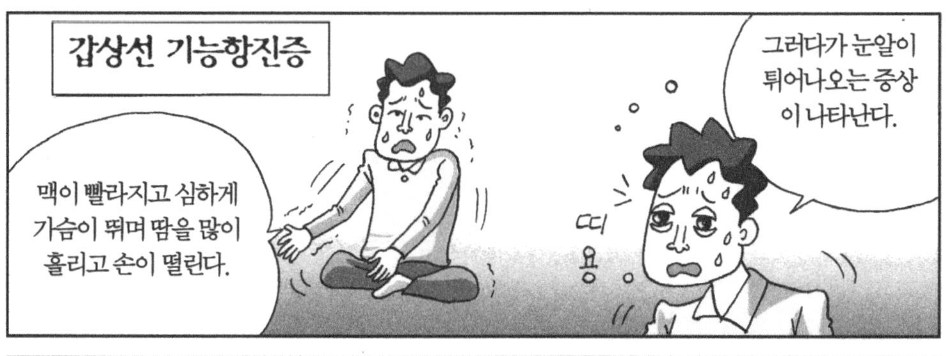

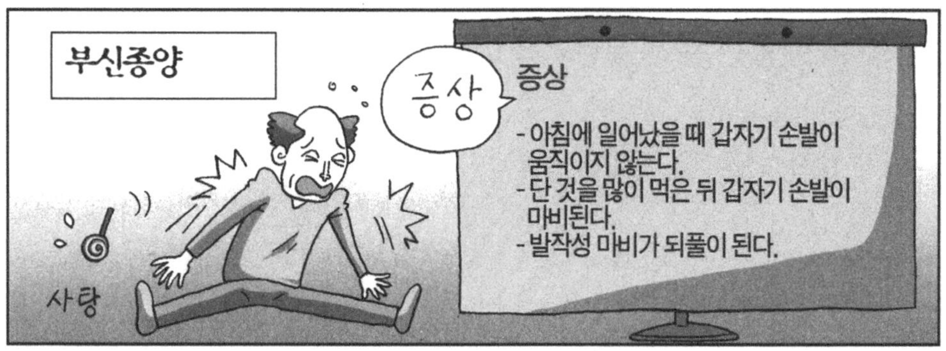

고혈압과 그 밖의 질병찾아보기

교감 신경의 활동 영향을 살펴 볼 수 있다. 갑상선에서는 사이록신이 분비되는데, 이 호르몬은 교감신경의 활동을 촉진한다. 따라서 갑상선에서 호르몬 분비가 왕성해지면 교감신경의 활동이 왕성해지고, 그 결과 심장의 활동이 활발해지면서 혈압이 올라간다. 이때의 혈압은 최고혈압이 상당히 높은데 최저혈압은 낮은 것이 특징이다.

갑상선기능 항진증은 맥이 빨라지고 심하게 가슴이 뛰며 땀을

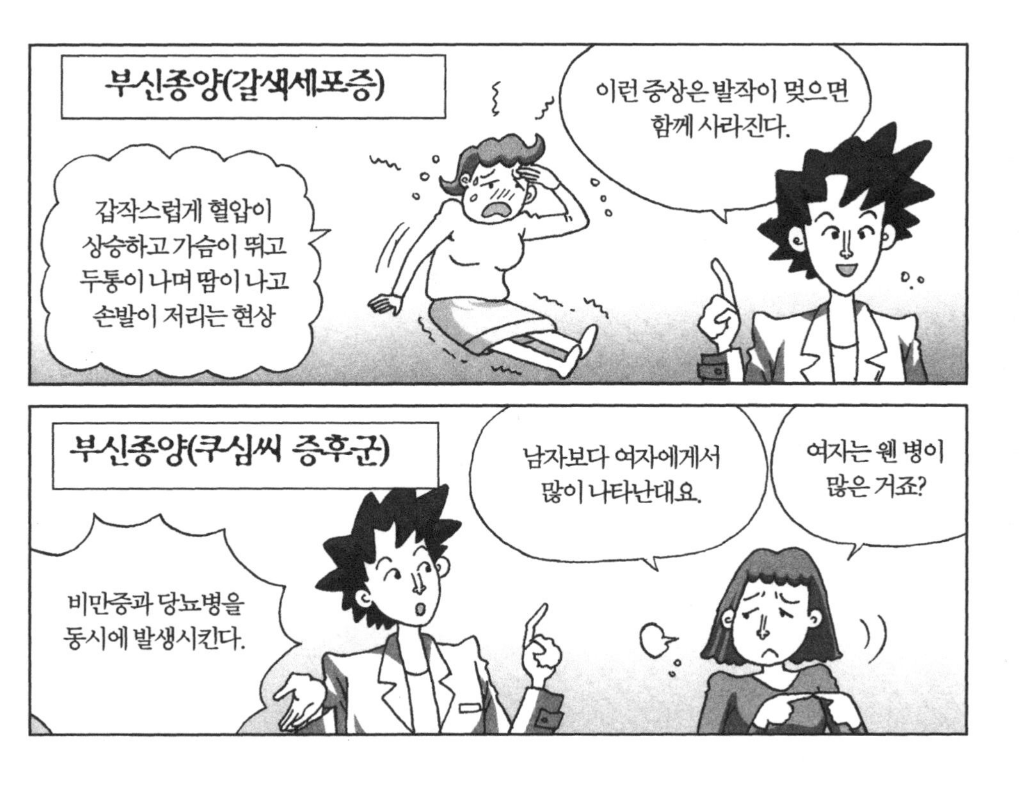

많이 흘리고 손이 떨린다. 그러다가 눈알이 튀어나오는 증상이 나타난다.

부신종양의 영향

첫째, 원발성 알도스테론증을 살펴 볼 수 있다. 신장 위쪽에 붙어 있는 작은 장기가 부신(副腎)이다. 이 부신의 피질에 혹이 생기면 혈압이 올라가는데, 이를 원발성 알도스테론증이라고 한다. 이 혹에서 알도스테론이란 호르몬이 분비되는데, 이 호르몬은 혈압상승작용을 하는 것으로 알려져 있다. 갑자기 손발이 움직여지지 않는다거나 단것을 많이 먹은 뒤 갑작스럽게 손발에 마비가 오는 등 발작성 사지마비가 특징적으로 나타난다. 사지마비가 일어났다가 풀렸다 하며 되풀이된다.

둘째, 갈색세포종이다. 이는 부신의 안쪽에 혹이 생기는 것으로, 이를 갈색세포종이라고 한다. 발작과 함께 갑작스럽게 혈압이 상승한다. 밤중 또는 새벽에 혈압이 올라가는 것이 특징인데, 그와 함께 심하게 가슴이 뛰고 두통이 나며 땀이 나고 손발이 저리는 등의 증상을 보인다. 이들 증상은 발작이 멎으면 함께 사라진다.

셋째, 쿠싱씨증후군을 들 수 있다. 부신피질에 혹이 생기거나 부신세포의 과잉형성으로 발생하는 부신질환이다. 이질환 역시 고혈압을 일으키는데, 다른 부신종양과는 다르게 비만증과 당뇨병을 동시에 발생시킨다. 남자보다 여자에게서 많이 발생한다.

고혈압을 이겨내는 물리치료 및 다양한 방법

고혈압의 치료방법으로 먼저 일종의 이학적 요법으로 기구를 사용하여 질병을 치료하는 물리요법을 들 수 있다. 물리 치료요법은 광선이나 열, 전기 등의 에너지 기구를 이용해 환자 또는 건강한 사람의 몸에 자극을 줌으로써 질병을 치료하거나 예방하고 건강을 증진하는 의료행위를 말한다. 이러한 목적으로 행해지는 물리요법은 주로 피부에 자극을 주어 실시한다. 피부에 자극을 줌으로써 충혈시키고 혈액과 기(氣)의 순환을 촉진시킨다. 그와 함께 호르몬의 분비를 활발하게 해 온몸의 장기들이 힘차게 활동하도록 도와준다.

치료의 이론적 체계를 갖춘 물리요법이 특히 고혈압의 실제 치료에서 어느 정도의 효과를 거둘 수 있는지 엄밀하게 검증된 바는 아직 없다. 그러나 증상에 따라 적절하게 시행되는 물리치료가 상당한 심리적 효과를 거두고 있는 것만은 분명하다.

피부 마사지를 해보자

피부 마사지는 피부의 저항력을 길러주어 추위 등에 강한 체질을 만들어줄 뿐만 아니라, 모세혈관을 확장시켜 혈액순환을 원활하게 함으로써 혈압을 내려주기도 한다.

특별한 기구를 사용하지 않는 단순한 물리요법의 하나로 마른 수건 등으로 피부를 문질러 마찰하면 피부가 벌겋게 달아오르

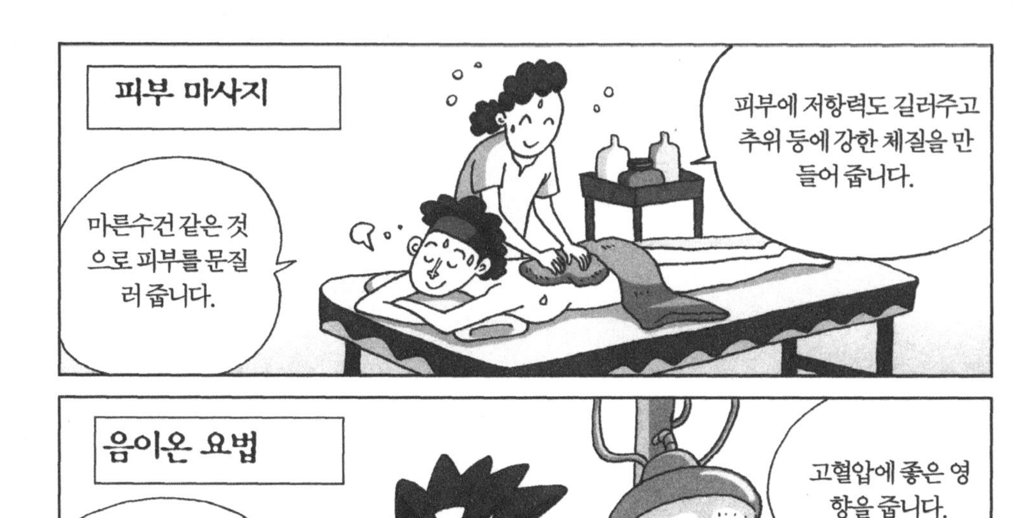

게 하며 자극을 줄 수 있다.

목욕과 온천욕을 해보자

말초혈관을 확장시켜 혈액순환을 원활하게 해줌으로써 혈압을 내려주는 기능을 갖고 있는 목욕은 그 자체만으로도 기분전환이 되는 심리적 치료효과까지 갖고 있다. 그러나 중증 고혈압 환자에게나 심장의 기능이 극도로 떨어진 환자에게는 오히려 해로울 수도 있으므로 주의해야 한다.

온천욕은 물의 화학 성분과 계절, 목욕 방법에 따라 효과가 다

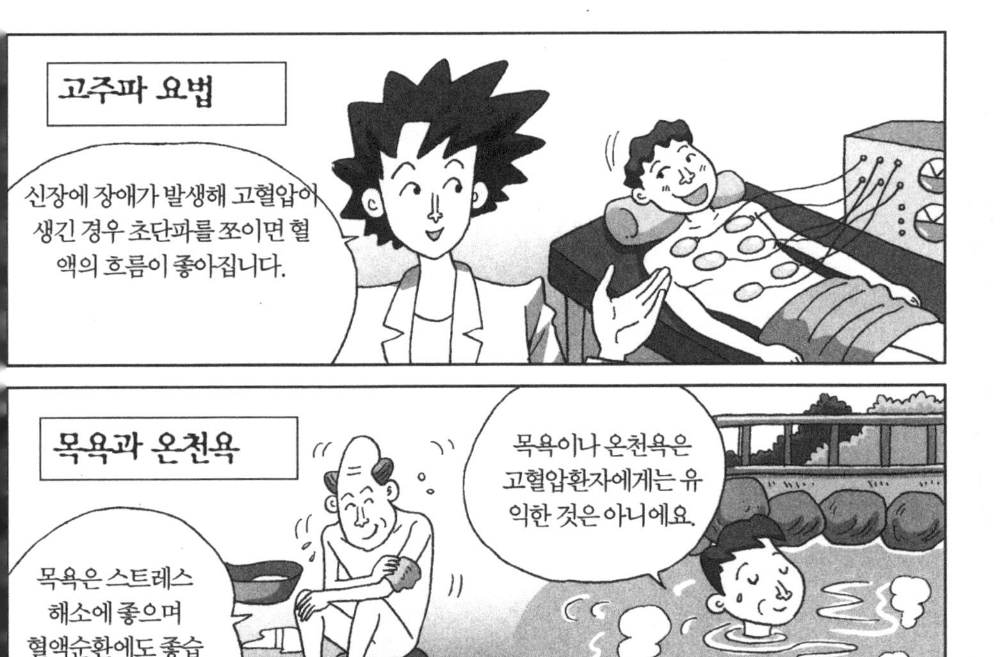

를 뿐만 아니라, 고혈압 환자에게는 극히 위험할 수도 있으므로 반드시 의사와 상의해야 한다.

온천욕의 효과에는 다음과 같은 것들이 있다.

첫째, 탕 속에서는 물의 부력(浮力)으로 고혈압의 증세로 마비된 손발의 운동이 부드러워진다. 그리고 물의 압력으로 호흡과 혈액순환에 변화를 일으켜 이뇨작용을 촉진해 염분배출을 돕기도 한다.

둘째, 뜨거운 물이 피부를 자극해 모세혈관을 확장시키고 혈액순환을 촉진시킴으로써 신진대사가 활발해지고 몸 안의 노폐물이 배출된다.

셋째, 온천물의 화학 성분에 따른 작용도 좋은 치료법의 효과로 볼 수 있다. 이온, 가스, 에마나치온 등이 몸 안에 들어가면 약을 복용한 것과 같은 효과를 거둘 수 있다. 그러나 온천욕은 어떤 고혈압 환자에게나 유익한 것은 절대 아니다.

또한 반신욕을 일상화하는 것이 도움이 될 수 있다. 반신욕은 냉증을 해소하고 상하의 기혈을 고르게 순환시켜 주므로 3개월 이상 꾸준히 실행하면 모든 병에 탁월한 효과를 볼 수 있다. 특히 혈압 등의 순환기계에 이상을 비롯하여 여하한 방법으로도 잘 낫지않는 무릎 관절염이나 류머티즘, 부인병, 감기, 그리고 냉증으로 비롯되는 모든 질환에 이 이상 좋은 방법은 찾기가 힘들다. 고혈압 환자들은 전신 욕이 위험하니 특히 반신욕이 효과적인 치료법이 될 수 있으며 식후에 하여도 무방하다.

일반적으로 목욕시간은 30~40분 정도, 물의 깊이는 명치아래가 잠길 정도로 하고 온도는 체온보다 1~2도 정도 높게하여 따뜻한 감이 들면 된다. 절대 뜨겁게 하지 않도록 한다. 이때 상반신은 물에 담그지 않는 것이 원칙이나 약 20분 후에 전신을 약 20초 동안 물에 담갔다가 욕조로부터 나와서 찬물로 샤워를 하고 다시 욕조로 들어가는 것은 무방하다. 욕조 안에 있는 동안은 좌우 양손으로 번갈아 가면서 발가락 주무르기, 발목 돌리기, 복부지압 등을 부지런히 하여 준다. 목욕 중에 상기가 되는 경우에는 효과가 떨어지므로 잠시 욕조 밖으로 나와 있거나 찬물을 끼얹어 주고 다시 들어가면 된다. 반신욕을 하는 도중에 현기증이 나는 사람은 중증의 고혈압 혹은 심장병 환자일 경우가 많으므로 발물요법으로 적응을 한 후 아랫도리, 배꼽아래, 명치 아래 순으로 서서히 단련하여 나가는 것이 필요하다. 마지막으로 반신욕 후에는 아랫도리를 따뜻하게 하여 체온을 유지할 수 있도록 한다.

반신욕이 힘들 경우에는 본 사이트에 있는 발물 요법을 시행하면 되는데, 이때 발물에 죽염을 한 숟가락 정도 타서 하시면 크게 도움이 된다.

음이온요법을 활용하자

이온이란 일반적으로 전하(電荷)를 띤 원자나 분자 또는 그 무리를 가리킨다. 소금물에 전극을 넣고 전압을 가하면 양이온, 음이온이 발생한다. 이온은 소금물에서만 발생하는 것은 아니다. 기체를 방사선으로 쪼일 때도 생긴다. 그리고 공기 중의 이온이 변화하면 혈압에 영향을 준다. 특히 음이온이 고혈압에 좋은 영향을 주는 것으로 알려져 있다.

이러한 이론을 배경으로 하여 인공적으로 음이온을 만들어 환자에게 흡수시키는 요법이 바로 음이온요법이다. 이 요법은 시간이나 횟수를 늘려도 무해하고 부작용도 없기 때문에 안전한 치료법으로 이용할 수 있다고 알려져 있다.

고주파요법을 활용하자

온열요법이란 전기의 전자파를 이용한 치료법이다. 구체적으로 주파수가 1초 동안에 몇 천만 사이클이 되면 열이 발생하는데, 이 열을 이용하는 요법이라 할 수 있다. 이와 같은 원리를 이용한 것으로 초단파요법이 있다. 이는 6~8m 파장의 전자파를 치료에 사용하는데, 그 미치는 범위가 온열요법보다 훨씬 넓어 우리 몸 안 깊은 부위까지 도달해 혈관확장, 진통작용, 조직의 대사항진 작용을 하여 치료효과가 높다. 신장에 장애가 발생해 고혈압이 생긴 경우 신장에 초단파를 쪼이면 혈액의 흐름이 좋아지고 혈압강하 현상이 나타난다.

음식과 식단 개선의 중요성 알아보기

고혈압 치료법에는 다음과 같은 요법이 있습니다.
약물요법
우리같이 비만한 사람의 고혈압 발생률은 정상 체중사람보다 3배가 넘는대요.
비만은 당뇨병, 동맥경화, 심장병 등의 성인병의 유발인자가 되니까 조심하라구!

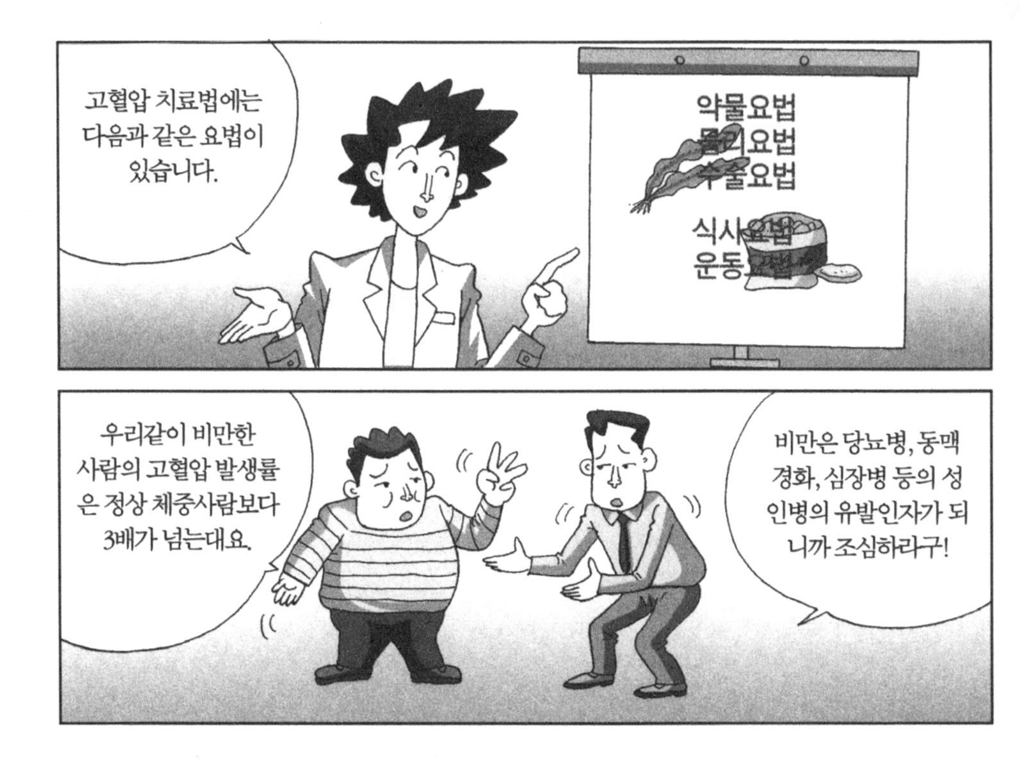

현재에 이르기까지 고혈압의 치료법으로는 약물을 이용하거나 물리적 요법, 수술요법, 식사요법, 운동요법 등이 있다. 그러나 아직까지 이들 요법은 모두 주요 고혈압 치료법으로 자리잡지는 못하고 있다. 이들 치료법은 어느 것이나 한 가지 치료법만으로 완전하게 고혈압을 퇴치하지 못하기 때문이다.

가장 신뢰할 수 있는 고혈압의 예방과 치료를 위한 요법으로는 식사요법을 들 수 있다. 다른 치료법들 또한 식사요법과 함께 시행해야만 효과를 볼 수 있을 정도로 이 요법은 중요성을 갖고 있다. 식사요법은 고혈압 그 자체를 치료한다기보다는 체

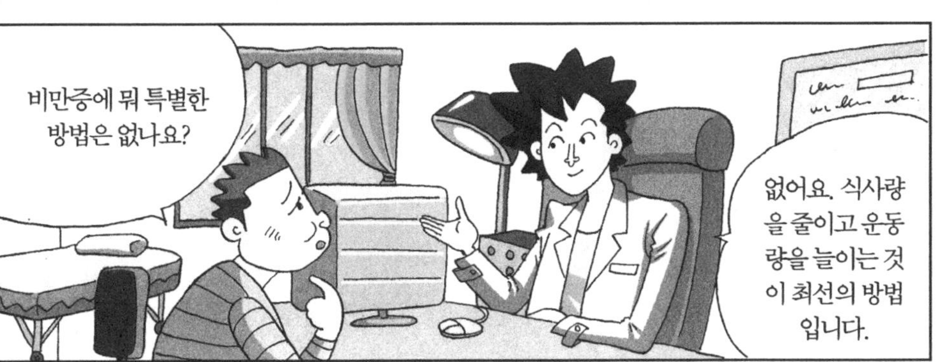

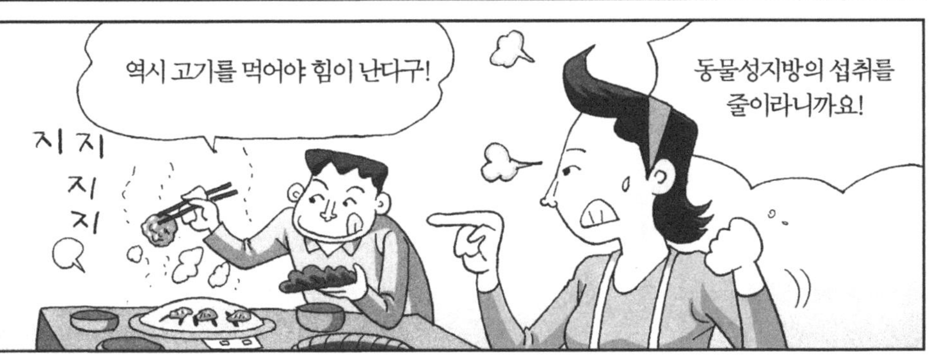

질을 개선하는 데 목적을 두고 있다. 그러므로 식사요법을 일시적으로 시행하다가 중단해서는 전혀 효과를 볼 수 없으므로 계속적이며 규칙적인 실행이 이어져야 한다.

고혈압이 문제가 되는 이유는 대단히 흔하고 위험한 합병증을 일으키므로 이로 인하여 병을 앓거나 사망하는 사람의 수가 매우 많기 때문이며, 예방법은 체중 감량, 운동, 과다한 소금과 알코올의 섭취 자제 등으로 진행을 늦출 수 있다. 식사요법을 어느 기간 시행하면 혈압이 내려가기는 하는데 그 정도가 경미해 효과를 높이려면 동시에 운동요법을 실시해야 한다. 그리고 식사요법은 동맥경화의 진행을 늦출 수는 있으나 한번 경화가 생긴 동맥을 원상태로 회복시킬 수는 없다. 그러함에도 불구하고 고혈압 치료에 식사요법을 중요하게 생각하지 않을 수 없는 것은 아직까지 획기적인 치료법이 없기 때문이며, 그나마 식사요법이 고혈압에 대한 보다 근본적이고 안정적인 치료법이기 때문이다.

일반적으로 혈압이 높은 사람들은 과식하는 버릇이 있다. 과식은 칼로리 과잉상태를 초래하며, 이때 과다 섭취된 칼로리는 연소되지 않고 몸속에 쌓여 체중이 늘어나고 심장에 부담을 준다. 따라서 고혈압에 대한 식사요법의 중요한 원칙은 칼로리의 과다섭취를 막는 데 있다.

(1) 비만은 성인병에게 울리는 경고메시지다

비만의 원인 중 가장 큰 적은 과식이다. 이는 곧 성인병의 가장 큰 요인이기도 하다. 우리가 과식했을 때 여분의 칼로리가 몸 안에 축적되어 피하지방으로 바뀜으로써 비만증이 나타난다.

비만과 혈압은 정확하게 원인과 결과의 관계는 아니다. 그러나 비만인 사람의 고혈압 발생률은 정상체중인 사람의 3배가 넘는다. 그리고 고혈압증이 있는 사람이 체중을 줄이면 혈압이 내려간다. 이로써 비만이 고혈압 유발인자의 하나임을 알 수 있다.

체내에 여분의 지방이 축적된 상태인 비만은 고혈압뿐만 아니라 당뇨병, 동맥경화, 심장병 등의 성인병 유발인자가 되며, 통풍, 요통, 무릎관절염, 호흡기질환도 일으킨다. 그리고 요즈음 늘고 있는 돌연사 원인의 하나인 '야간 무호흡 발작' 도 비만에 의한 것이 많다. 사람이 음식을 많이 먹으면 에너지로 소비하고 남는 것을 지방 형태로 피하에 저축하게 되는데 이것을 피하지방이라고 한다. 어깨, 팔, 배 엉덩이, 넓적다리 등의 피부 아래, 내장의 둘레나 그 속에 지방이 쌓이게 된다. 그 대부분은 혈압에 나쁜 작용을 하는 중성 지방이다.

비만의 95%는 단순성 비만, 5%는 증후성 비만이다. 단순성 비만은 과식, 운동부족이 원인이다. 증후성 비만은 호르몬의 이상, 뇌의 병, 약제의 부작용 등으로 몸에 이상이 있을 때 그 한 증상의 결과로 인한 비만이다.

비만증에는 특별한 방법이 없다. 식사량을 줄이고 운동량을 늘이는 것이 최선의 방법이다. 비만의 원인인 지방 성분으로는 포화지방산과 불포화지방산이 있다. 포화지방산은 혈중 콜레스테롤 값을 높이고 불포화지방산은 콜레스테롤 값을 줄이는 작용을 한다. 동물성 지방에는 포화지방산이 많고 식물성 지방에는 불포화지방산이 많으며, 특히 홍화씨기름, 쌀겨기름, 콩기름 등이 좋다.

비만을 막기 위해 동물성 지방의 섭취를 줄이고, 그와 함께 당질의 섭취도 줄여야 한다. 당질을 과잉섭취하면 간에서 중성지방으로 변화되어 혈액 속으로 나온다. 혈액 중에 중성 지방이 필요 이상으로 함유되면 고혈압을 일으키고 간장에 쌓이면 지방간, 심장에 쌓이면 심장비대증이 일어난다.

(2) 나트륨과 고혈압에 대하여 자세히 알아보자

고혈압의 적신호 나트륨이란

염화나트륨이란 우리가 일상생활에서 조미료의 하나로 사용하고 있는 소금은 염소와 나트륨이 화합한 물질이다. 소금 1g 속에는 염소 0.6g, 나트륨 0.4g, 곧 6대 4의 비율로 구성되어 있다. 소금은 생명을 유지하고 건강을 지키는 데 없어서는 안 되는 물질이다. 만약 소금이 부족하면 즉시 다음과 같은 증세가 나타난다.

첫째, 몸이 쉽게 피곤해진다.

둘째, 두통이나 구역질이 난다.

셋째, 혈액의 농도가 일정치 않게 된다.

넷째, 심할 때는 경련을 일으키고 혼수상태에 빠진다.

반대로 단번에 너무 많은 소금을 섭취하면 소화기를 자극시켜 영양소의 흡수력을 떨어뜨리고 신장의 기능장애를 초래한다. 그리고 가장 중요한 증세는 소금이 혈압을 올린다는 점이다.

소금의 성분 염소와 나트륨 가운데 고혈압과 관계있는 것은 나트륨이다. 사람은 하루 1g의 염분만 섭취해도 충분하다고 한다. 그런데 문명의 발달과 함께 음식문화의 다양화로 염분의 섭취가 늘어났으며, 현재 대부분 선진국 주민들의 염분 섭취는 필요량을 훨씬 웃돌고 있다. 선진국에서 고혈압 환자가 많은

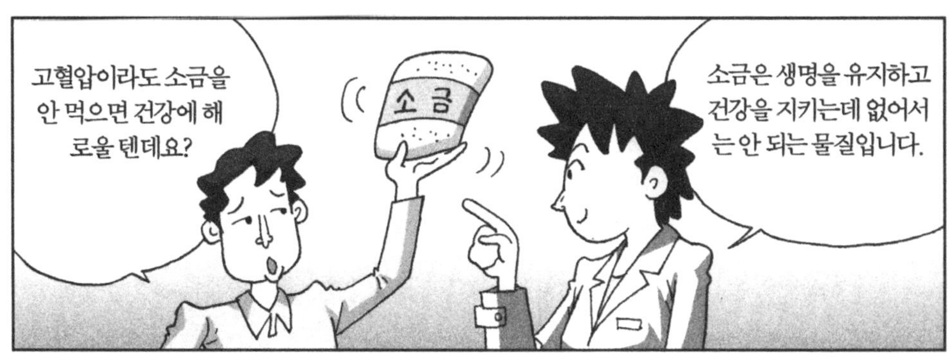

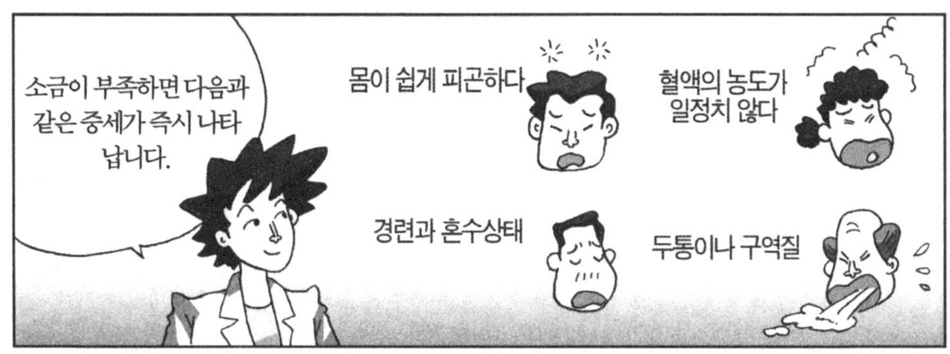

것은 이와 무관하지 않다.

그래서 고혈압증을 치료하는 데 가장 주의를 기울여야 할 것이 식사요법에서 염분 섭취의 조절이다. 그런데 조절의 기준을 얼마로 할 것인지에 대해서는 의견이 일정하지 않다. 하루 6g이 좋다는 설도 있고, 10g 이하 7g까지라면 상관없다는 설도 있다. 이 기준은 사람에 따라, 증상에 따라, 또는 형편에 따라 차이가 있어 쉽게 결정할 수 없다. 그러므로 염분의 하루 섭취량을 제멋대로 판단, 결정해서는 안 된다.

현실적으로 염분을 제한하는 데는 조미료로 사용하고 있는 소

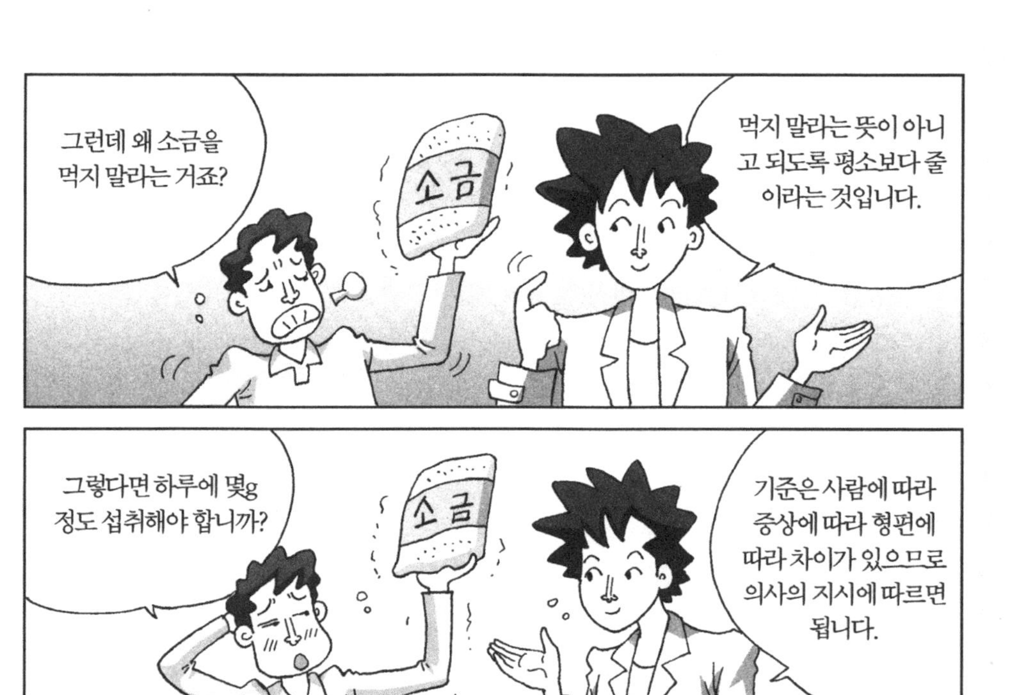

금의 제한만을 뜻하는 것은 아니다. 소금이 들어 있는 모든 음식이 함께 고려되어야 한다. 간장, 된장, 김치 등에 들어 있는 염분까지, 그리고 특히 가공식품에 들어 있는 염분량에 주의해 이 모두를 함께 생각해야 한다. 만약 직접 먹는 소금만을 제한하는 것이라면 염분제한은 하나마나이다. 이러한 이유 때문에 가공식품에 들어 있는 소금의 함량을 정확히 알아둘 필요가 있다.

염분조절의 중요성은 무엇인가

염분의 제한은 고혈압의 치료뿐만이 아니라 예방에도 아주 중요하기 때문에 가족 모두가 짜지 않게 먹도록 하는 것은 건강을 위한 식생활 개선의 예이기도 하다. 염분조절에 대해 중요성을 간단히 정리하면 다음과 같다.

첫째, 어떤 고혈압 환자라고 하더라도 염분 섭취량을 하루 2g 이하로 조절하면 혈압이 내려간다.

둘째, 대부분의 강하제는 염분 섭취를 조절하면 그 효과가 크다. 염분을 제한하고 혈압강하제를 복용한다면 적은 양으로도 혈압을 내리는 효과를 볼 수 있기 때문에 약제의 부작용을 막을 수 있다.

셋째, 강하제 가운데 어떤 것은 복용하기 시작했을 때 혈압강하작용이 크다가 장기간 사용하면 다시 혈압이 올라가는 경향이 있다. 이러한 때 염분을 조절하면 다시 혈압이 내려간다.

혈압강하제를 복용하고 있을 때는 염분 제한을 하지 않는 경우도 있다. 지나친 제한으로 기본 섭취량이 줄어들면 오히려 피로해지고 무력감이 심해지며 일이 할 의욕이 떨어지는 등 건강에 해로운 결과를 초래할 수 있기 때문이다. 충실한 약제복용 등으로 다른 치료법을 열심히 시행한다고 하더라고 염분 조절에 실패하면 치료효과를 거둘 수 없다. 이처럼 염분은 약이 되기도 하고 독이 될 수도 있다. 그러므로 그 조절에 관심을 기울이며 고혈압에 예방을 실행하는 것이 중요할 것이다. 이를 위하여 식습관을 개선해야 할 필요성이 있는 데 이는 하루아침에 개선되는 것은 아니다. 식습관 개선을 위해 다음과 같은 사항을 주의한다.

첫째, 우리 혀의 감각을 싱거운 맛에 익숙해지도록 한다.

둘째, 갑자기 염분을 줄이지 말고 단계적으로 시행한다. 염분을 줄일 때는 갑자기 시행할 것이 아니라 매일 조금씩 줄여나가는 것이 바람직하다.

셋째, 다른 조미료로 맛을 돋운다. 식초나 후추 같은 조미료 또는 향신료를 이용한다.

넷째, 음식의 온도와 냄새에도 주의를 기울인다. 음식의 맛은 온도에 따라 달라지는데, 적절한 온도이면 소금을 줄여도 식욕을 높일 수 있다. 냄새를 이용해 식욕을 돋우는 것도 좋은 방법이다.

다섯째, 염분이 많이 함유되어 있는 식품을 잘 알아야 한다.

여섯째, 자신이 하루에 섭취하는 염분량을 가능한 한 자세하게 기록한다. 식품의 종류와 그 양, 그리고 조미료까지 빼놓지 않는다. 그렇게 하여 하루 염분 섭취량을 산출해 낸다. 염분 섭취량에 대한 조사는 며칠 동안 계속해야 한다. 식사가 매번 같을 수는 없기 때문이다. 이렇게 해야 하는 이유는 스스로 어느 정도의 염분을 섭취하고 있는지를 알지 못하고는 염분 조절이 어렵기 때문이다.

가공식품에는 여러 가지 첨가물이 들어 있습니다.
소금
염분
인공착색료
인공감미료
조미료
산화방지제 등

염분이 많이 함유되어 있는 식품의 대표적인 것은 다음과 같습니다
어묵류
햄
소지시
토마토주스
야채주스

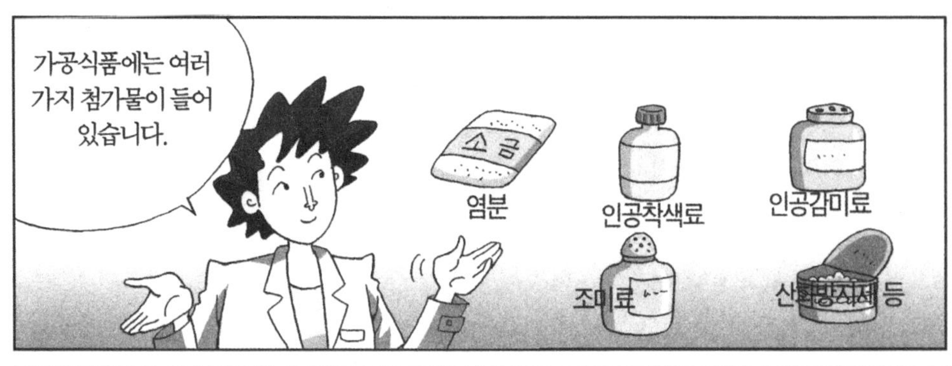

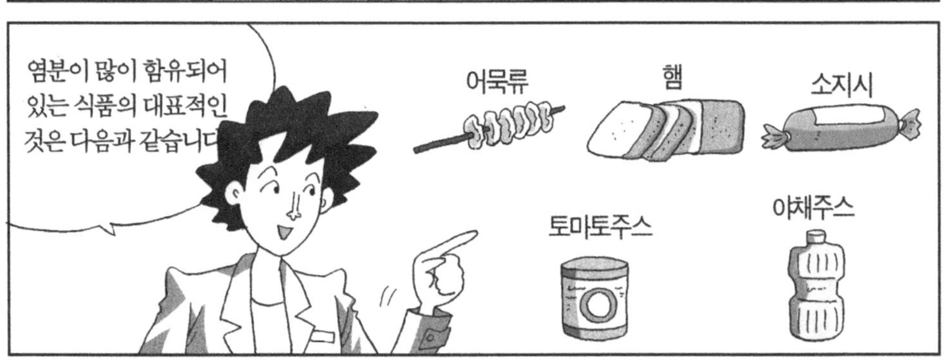

(3) 가공식품의 위험을 알아보자

가공식품의 무서움은 너무 많은 식품 첨가물로 인한 인체의 해로움에 있다. 염분 외에 인공착색료, 인공감미료, 조미료, 산화방지제 등이다. 이러한 첨가물 때문에 고혈압 환자는 특히 가공식품에 주의해야 한다.

또한 당분 또는 나트륨의 함량이 실제로 느끼는 맛보다 훨씬 많은 양이 들어가기 때문에 식품 구성 표를 활용하는 것이 좋

고혈압 환자가 주의해야 할 가공식품의 염분 함유량

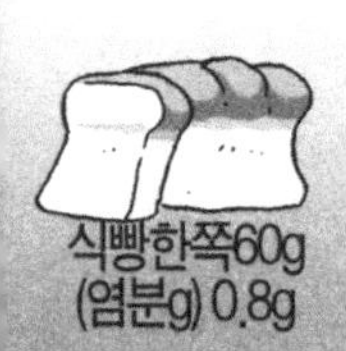

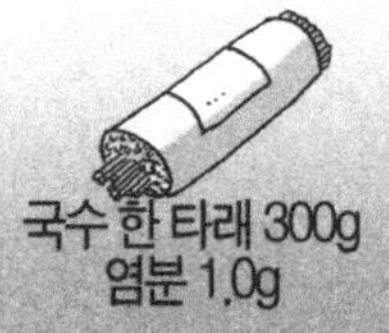

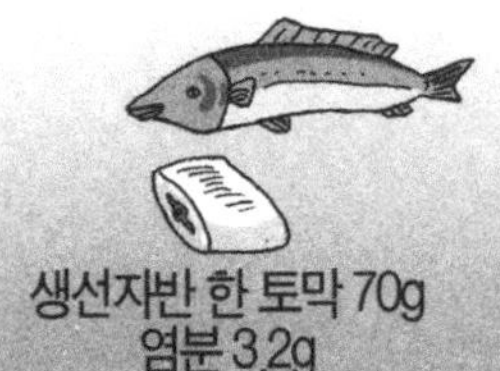

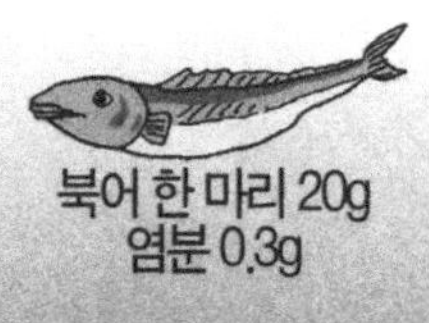

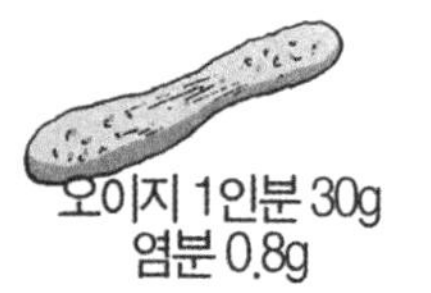

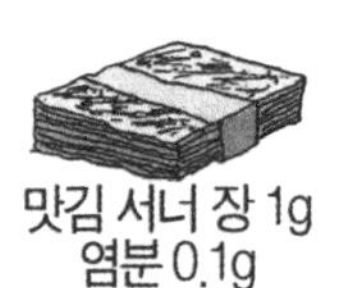

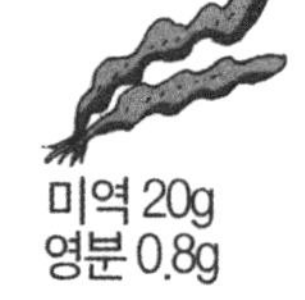

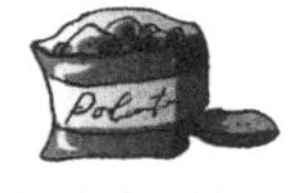

다. 어묵류나 햄, 소시지 등이 그러하다. 그리고 시판되고 있는 토마토 주스, 야채 주스 등에도 염분이 들어 있기 때문에 고혈압 환자는 이들 음료의 성분 표를 점검해 무염 주스를 택하도록 한다.

다음은 고혈압 환자로서 특히 주의해야 할, 염분이 많이 함유하고 있는 가공식품들이다.

가공식품중의 염분 함유량

식 품	분 량(g)	염분(g)
식빵	한쪽 60	0.8
국수	한 타래 300	1.0
포테이토칩	50	0.5
버터피너츠	큰술3 30	0.1
생선자반	한 토막 70	3.2
북어	한 마리 20	0.3
오이지	1인분(심심하게) 30	0.8
맛김	서너 장 1	0.1
미역	20	0.8

(4) 5대 영양소의 올바른 섭취를 통한 고혈압 이겨내기

우리 식생활에서 좋지 않은 영양섭취로는 크게 보아 둘로 나누어볼 수 있다. 곧 영양부족과 과잉의 경우이다. 이 두 경우 모두 건강에 해로울 뿐 아니라 고혈압에도 좋지 않다. 우리의 건강을 지키기 위해서는 반드시 섭취해야 하는 영양소에는 단백질, 탄수화물(당질), 지방(지질)의 3대 영양소와 비타민과 흔히 무기질이라고 하는 미네랄이 있다. 이 모두를 우리 몸에 필요한 5대 영양소라고 한다.

3대 영양소 첫 번째 단백질은 무엇인가

단백질은 질소, 탄소, 수소, 산소, 유황, 인 등의 화합물질로 되어 있는 아미노산에 의해 구성되어 있다. 이 아미노산은 약 20여종이나 있는데, 그 구성성분에 따라 여러 가지 다른 단백질을 이룬다. 아미노산 중에서 음식으로 반드시 섭취하지 않으면 안 되는 것을 필수 아미노산이라고 하는데, 주로 동물성 단백질에 많이 포함되어 있다. 단백질이 우리 몸속에서 하고 있는 역할은 크게 보아 다음의 세 가지이다.

첫째, 몸의 조직을 이룬다.

둘째, 체력과 체온을 유지한다.

셋째, 성장과 발육을 촉진한다.

성인의 경우 하루에 필요한 단백질은 70g이다. 나이, 성별, 체중, 노동의 정도에 따라 필요량은 달라진다. 그리고 성장기에는 에너지 소비와 함께 신진대사도 활발하기 때문에 그만큼 더 많은 단백질의 섭취가 필요하다. 단백질이 부족하면 성장기에 있는 청소년은 발육상태가 나빠지고, 병에 대한 저항력도 약해지며 쉽게 피로하고, 그밖에도 많은 신체장애가 나타난다.

단백질에는 크게 나누어 동물성 단백질과 식물성 단백질이 있다. 동물성 단백질을 많이 함유한 식품으로는 쇠고기, 돼지고기, 닭고기, 생선, 조개류, 달걀, 우유 등이 있다. 이중에서도 달걀이나 우유에는 양질의 단백질이 많이 들어 있다. 식물성 단백질의 대표적인 식품은 콩, 두부, 담북장 등이다. 쌀이나 밀에도 양은 적으나 단백질이 들어 있다.

인간의 생명 유지에 단백질은 아주 중요하다. 성인의 체중 55~65%는 물이며, 물을 제외한 성분의 70~80%가 단백질이다. 우리 몸의 세포나 체액 등은 단백질을 주성분으로 하고 있으며, 피부, 근육, 내장, 뼈 머리카락, 손톱, 발통과 같은 주요 조직이 단백질로 되어 있다.

이렇듯 우리 몸에 중요한 단백질은, 우리 몸에 식물성 지방이 좋은 것과는 달리 동물성 단백질이 좋다. 동물성 단백질은 양질이며, 흡수력도 높다.

우리가 하루하루 산다는 것은 단백질을 소비하는 과정이라고도 할 수 있다. 우리 몸에서 단백질은 여러 가지 작용을 하면서 계속 교체되고 있는데 그 반(半)이 교체되는 시간을 '반교대기'라 한다. 이 반교대기는 각 기관에 따라 다르고, 같은 기관에서도 조직에 따라 교체의 속도에 차이가 있다. 우리 몸에서 간 조직의 반교대기를 예로 들면, 빠른 교체를 하는 조직은 10일, 느리게 교체하는 조직은 140일이 걸린다. 근육은 16일에서 180일, 뇌는 16일에서 150일이 소요되는 반교대기를 가지고 있으며, 이에 비해 위나 장의 내벽과 같은 것은 하루 만에 교체되기도 한다. 그리고 우리 온몸 조직에서 단백질이 반교대하는데 소요되는 시일은 약 200일이 걸린다. 이것을 하루 소비되는 단백질 양으로 환산해 보면, 보통 체격의 성인 남자의 경우 하루 70g, 여성의 경우 하루 60g의 단백질을 소비하고 있다. 우리는 이 단백질을 음식을 통해 섭취하고 있다.

우리 몸에서도 단백질을 가장 긴급하게 요구하는 기관은 뇌이다. 뇌는 그 대부분이 단백질로 형성되어 있으며, 그 기능의 활성화에도 중요한 역할을 한다. 인간의 뇌는 3살이 되면 거의 자란다고 한다. 3살까지의 뇌 생육기에 주요 성분인 단백질이 부족하면 뇌는 정상으로 자라지 못한다. 이때의 영양 상태에 따라 어린이의 지능지수는 20~30 정도 차이가 난다. 성인이라도 단백질이 부족하면 두뇌활동이 떨어진다. 뇌에는 160억 개의 세포가 있으며, 하루 수천만에서 수억 개가 사멸한다고 한다. 단백질이 부족하면 뇌세포는 아사상태에 빠져 정상적인 활동을 할 수 없게 된다. 뇌가 활력을 잃게 되면 우리 몸의 반응은 둔해지고 얼굴 표정이나 동작 역시 생기를 잃어 이런 상태가 오래 지속되면 노화를 촉진하게 된다.

우리 몸에는 외부에서 들어오는 세균이나 바이러스에 저항하는 체제가 갖추어져 있다. 이러한 저항력을 항체(抗體)라고 하며, 항체가 우리 몸에 들어온 세균이나 바이러스에 대항해 활동하는 것을 면역반응이라고 한다. 이렇듯 우리 몸의 건강 유지에 중요한 항체는 단백질의 일종인 효소를 매개로 하여 조성된다.

단백질은 20종류의 아미노산으로 구성되어 있으며, '필수 아미노산' 과 '가결 아미노산' 의 두 가지로 나눌 수 있다.

3대 영양소 두 번째 탄수화물은 무엇인가

당질이라고도 하는 탄수화물은 탄소, 산소, 수소가 결합된 물질로서, 이에는 단당류(單糖類), 2당류(二糖類), 다당류(多糖類) 등 여러 종류가 있다.

몸속에 들어가면 포도당으로 변하는 탄수화물은 주요한 에너지원으로 3대 영양소 중에서 열량이 많은 것에 속한다. 탄수화물은 열량이 많아 에너지 공급식품으로서 뛰어난 역할을 한다.

탄수화물의 하루 필요량은 성인의 경우 350g이 표준이며, 이것은 열량으로 1,400kcal에 상당한다. 필요 이상으로 탄수화물을 섭취하면 에너지로 소모되고 남은 것이 간장에서 글리코겐으로 변해 간장이나 근육에 쌓여 비만의 원인이 된다. 한국 사람은 주식이 쌀이기 때문에 탄수화물의 섭취량은 대개의 경우 충분하다.

탄수화물은 곡식이나 감자, 콩, 야채, 과일 등 주로 식물에 많이 들어 있다. 그리고 야채 중에서는 연뿌리, 호박 등에 많이 들어 있으며, 과일 중에는 바나나, 무화과, 수박 등에 비교적 많이 함유되어 있다.

3대 영양소 세 번째 지방은 무엇인가

지방은 우리 몸에 아주 유익한 영양소이지만 식물성지방과 동물성 지방으로 나뉘어 그 영향에 있어 해로움과 이로움이 각기 다르게 작용한다. 뇌나 신경의 성분이 될 뿐만 아니라 신체 각 조직에 빠져서는 안 되는 물질이다. 그리고 지방열량은 단백질이나 탄수화물의 2배에 달해 칼로리 원으로서의 역할도 크다. 그러나 지방은 필요 이상 섭취하면 비만증을 초래한다. 지방의 과다섭취는 바로 칼로리의 과다섭취가 되어, 소모되지 않은 칼로리는 그대로 지방조직으로 몸속에 남는다.

또한 지방은 동맥경화의 주요한 유발인자 콜레스테롤 성분을 함유하고 있다. 콜레스테롤은 주로 동물성 지방에 많이 함유되어 있는데, 혈액 중의 콜레스테롤 농도가 짙어지면 이것이 혈관의 내벽에 달라붙어서 동맥경화의 원인이 된다. 콜레스테롤은 뇌수나 신경, 담즙, 호르몬의 성분이 되는 등 인체에 없어서는 안 되는 귀중한 물질의 하나이지만 필요 이상 섭취하면 이렇듯 동맥경화를 일으키는 등 유해 작용을 한다.

이 밖에도 지방은 혈액의 응고에도 관련이 있다. 일반적으로 정상적인 혈액의 몸 밖으로 나오면 굳어버리는 성질이 있는데 몸 안에서는 굳지 않는다. 그러나 동맥경화가 생기면 혈관에서도 혈액이 굳는다. 혈전이 바로 그러한 것이다. 혈전이 뇌동맥에서 일어나면 뇌혈전이 되고, 이는 자칫 잘못되면 반신불수 증상을 초래하기도 한다. 그리고 심장의 관상동맥에서 일어나면 심근경색이 된다.

젊은 사람은 지방을 많이 섭취해도 성장과 조직의 활발한 활동으로 이를 모두 소모한다. 그러나 나이가 들면 모든 활동이 줄어들어 적은 양밖에는 소모하지 못한다. 따라서 중년 이후가 되어 지방섭취가 과다할 때는 그대로 몸 안에 쌓이게 된다. 한 통계에 따르면 지방섭취가 총열량의 40%에 이를 때 동맥경화로 인한 사망률이 높아지고, 20%가 안 될 때는 사망률도 낮아진다.

지방에는 동물성 지방과 식물성 지방이 있다. 식물성 지방은 우리 몸에 유익하며 동물성 지방은 유해한 점이 많다. 동물성 지방이 우리 몸에 유용한 점은 비타민 A, 비타민 D가 많이 함유되어 있다는 것이다. 그러나 동물성 지방의 가장 큰 유해성은 굳어지기 쉬운 포화지방산이 많다는 것이며, 포화지방산은 혈중 콜레스테롤을 증가시켜 고지혈증을 일으키고 동맥경화를 초래하며, 그 결과 중풍, 심장병, 당뇨병 등을 유발한다.

지방의 적당한 섭취량은 각 개인의 건강상태, 신체조건, 노동정도에 따라 다르다. 한국 사람의 표준 지방섭취량은 하루 35g 이하이면 좋다. 만일 동맥경화증이 있는 사람이라면 20g 이하로 줄이는 것이 좋다.

지방은 고기나 식물의 열매에 많이 들어 있다. 특히 돼지고기, 쇠고기, 베이컨, 붉은 빛 생선에는 동물성 지방이 많고, 콩기름, 참기름, 들기름, 낙화생기름, 올리브기름 속에는 식물성 지방이 많다. 버터나 치즈는 동물성 지방으로 가공된 식품이며, 마가린, 마요네즈는 식물성 지방으로 가공된 식품이다.

물질대사의 외교관 비타민에 대하여

단백질은 주로 사람의 몸속에서 피와 살의 성분이 되고, 당질이나 지방은 몸속에서 분해, 연소되어 사람이 활동하는 데 필요한 에너지를 공급한다. 이 과정에서 비타민은 물질의 대사가 원활히 이루어지도록 돕는 역할을 한다. 곧 비타민은 유기질의 영양소로서 열량은 없지만, 우리 몸이 정상적인 기능을 수행하

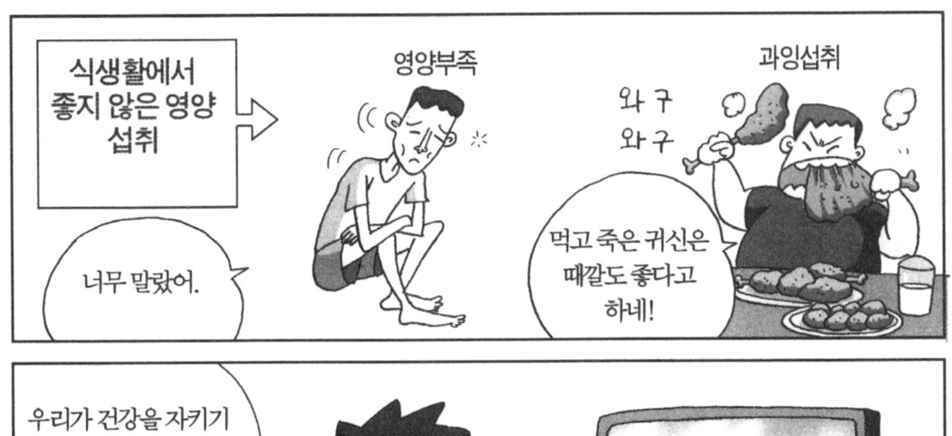

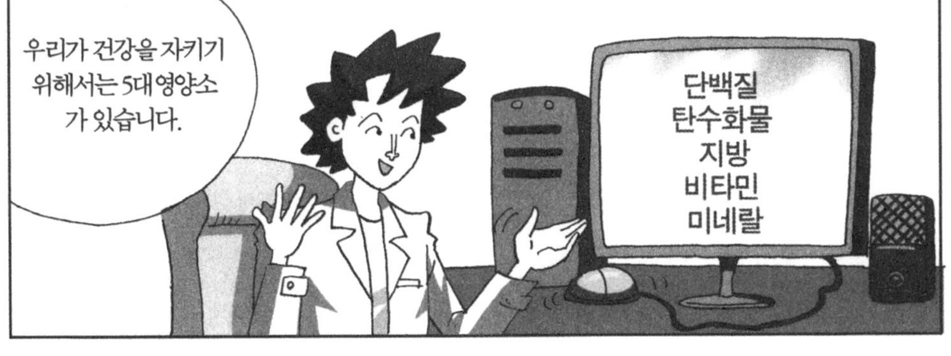

는 데 필수적인 역할을 한다.

비타민의 하루 필요량은 극히 소량으로 충분하다. 미네랄의 하나인 나트륨은 보통 5g, 칼슘은 1g이 필요하지만, 비타민 B1 같은 것은 1,000분의 1g만으로도 충분하다. 이들 비타민은 몸속에서 자기의 역할이 끝나면 분해되어 몸 밖으로 배설된다.

비타민은 크게 2종류로 구분한다. 곧 물에 녹는 수용성 비타민과 기름에 녹는 지용성 비타민이 그것이다. 수용성 비타민에는 비타민 B 복합체인 B1, B2, B6, B12, 비타민 C, 비타민 L, 비타민 P 등이 있고, 지용성 비타민에는 비타민 A, 비타민 D,

고혈압 환자는 건강한
사람보다 약간 적은 듯
한 양이 무난해요.
더 먹고 싶은데
참으세요.

식이성섬유도 충분히 섭취한다.
과일 야채
온실에서 재배한 것
보다는 신선한 자연산을
충분히 섭취하십시오.

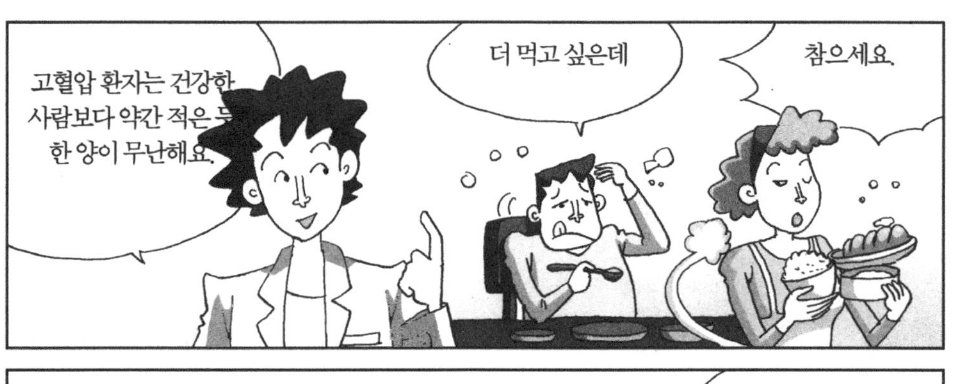

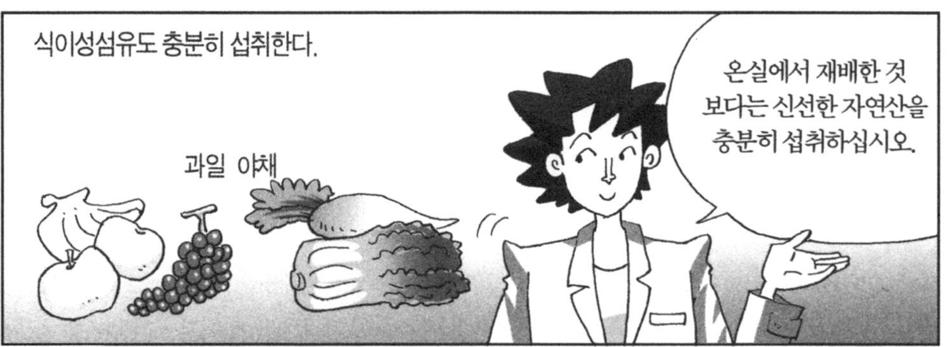

비타민 E, 비타민 F, 비타민 K 등이 있다.

아주 작은 양으로 중요한 역할을 하는 영양소인 비타민은 우리 몸속에서는 만들지 못한다. 스스로 비타민을 만들지 못하는 것은 사람을 비롯한 모든 동물에게 해당되는 일이다. 오로지 식물만이 비타민을 만들어낼 수 있다. 따라서 비타민을 공급받으려면 비타민을 만드는 식물을 섭취하든지 비타민이 있는 식물을 먹이로 한 동물을 섭취해야만 한다.

대부분의 비타민은 일반 식품에 충분히 함유되어 있어 균형 있는 식사만으로도 부족하지 않다.

비타민이 많이 들어 있는 식품은 비타민의 종류에 따라 다르다. 비타민 B 복합체는 쌀겨, 간, 효모 등에 많고, 비타민 B1은 쌀과 보리의 씨눈이나 껍질, 콩에 많으며, 비타민 C는 야채나 과일에 많다.

이들 비타민 가운데 고혈압에 좋은 것들이 많다. 비타민 A는 혈압강하작용을 한다고 알려져 있으며, 비타민 C, 비타민 P 등은 혈관을 강하게 하는 작용을 한다. 그리고 비타민 B1과 B2, 비타민 A, 비타민 E 등은 혈액중의 콜레스테롤 농도를 낮추어 주고, 동맥경화의 치유에도 좋은 작용을 한다.

광물질의 보고 미네랄에 대하여

무기질, 곧 미네랄은 광물질인데, 비타민과 마찬가지로 인체의 주요한 구성성분일 뿐만 아니라, 사람이 활동하는데 없어서는 안 되는 역할을 한다. 인체에 필요한 주요 미네랄로는 칼슘, 인, 철, 옥소, 유황, 나트륨, 염소, 마그네슘, 불소, 동, 아연, 망간, 코발트, 규소 등이 있다. 이들 미네랄은 대체로 우리가 매일 먹는 음식 속에 충분한 양이 들어 있어 따로 보충할 필요는 없다. 다만 칼슘은 흔히 부족하기 쉬우므로 보충에 유의해야 한다.

주요 미네랄의 역할은 다음과 같다.

첫째, 칼슘은 미네랄 중에서도 가장 중요한 것으로 혈액을 응

고시키고 백혈구에 활력을 주어 세균에 대한 저항력을 강하게 하며 신경의 흥분을 억제한다. 이나 뼈의 성분이 되고 성장기 어린아이들에게는 발육을 촉진시킨다.

둘째, 인은 칼슘과 함께 이나 뼈의 구성성분이 된다.

셋째, 마그네슘은 대부분 뼈 속에 들어 있고 나머지는 체액이나 그 밖의 여러 곳에 들어 있다. 이것이 부족하면 신경의 균형이 깨어지고 영양장해도 일으킨다.

넷째, 철은 혈액을 만드는 주요한 성분이다. 핏속의 헤모글로빈의 주성분이 되며 산소를 공급한다. 이것이 부족하면 빈혈증상이 나타난다.

다섯째, 동은 철이 헤모글로빈을 만들 때 도움을 준다.

여섯째, 옥소는 갑상선 호르몬인 사이록신의 성분이 된다. 이것을 과잉 섭취할 때 갑상선비대증이 나타난다.

일곱째, 유황은 단백질이나 털, 손톱, 담즙을 만드는데 필요한 성분이다.

여덟째, 망간은 성장기에 있는 어린아이들의 발육에 긴요한 영양소이다.

아홉째, 나트륨은 혈액의 농도를 일정하게 유지하고, 위액의 염산을 만들기도 한다. 그러나 고혈압증이 있을 때는 섭취를 제한해야 한다.

미네랄 가운데 칼슘은 성인이 하루 0.6g이 필요하며, 청소년이나 임산부는 더 많은 양을 섭취하지 않으면 안 된다. 그리고 칼슘은 인이 지나치게 많거나 적을 때는 흡수상태가 나빠지고 이용률도 떨어진다. 일반적으로 칼슘과 인의 비율이 1대 1일 때가 가장 이용률이 높다. 칼슘의 흡수율을 높이기 위해서는 유기산이나 지방을 함께 섭취하는 것도 좋다.

철의 일반적인 섭취량은 성인이 하루 10~12mg이다. 그러나 임산부는 더욱 많은 철분을 섭취해야 한다.

칼륨은 배설될 때 나트륨을 동반하는 성질이 있어 몸속에 나트륨의 과잉축적을 막아준다. 칼륨이 많이 들어 있는 야채를 먹는 것은 결과적으로 고혈압을 방지하는데 도움이 된다.

미네랄이 많이 든 식품을 보면 다음과 같다.

첫째, 칼슘은 멸치, 꽁치 등을 뼈째 먹으면 좋다. 우유, 해조류, 시금치에도 많이 들어 있다.

둘째, 인은 육류, 생선, 달걀, 곡류, 콩 등에 많이 들어 있다.

셋째, 마그네슘은 육류, 곡류, 야채에 많이 함유되어 있다.

넷째, 철은 녹황색의 야채와 간, 굴, 달걀, 생선 등에 많이 들어 있다.

다섯째, 동은 쇠간, 굴, 코코아, 당밀 등에 많이 함유되어 있다.

여섯째, 옥소는 미역, 다시마, 생선, 조개류에 많이 들어 있다.

일곱째, 유황은 달걀, 육류, 생선 등에 많이 함유되어 있다.

아홉째, 칼륨은 야채에 많이 들어 있다.

건강을 위한 가장 이상적인 식생활은 지금까지 살펴본 5대 영양소가 균형 있게 안배된 경우이다. 특히 고혈압 환자는 건강한 사람보다 식생활에 유의하여 균형 있는 영양섭취를 하되, 건강한 사람의 정량보다 약간 적은 듯한 양이 무난하다.

그리고 마지막으로 식이성 섬유를 충분히 섭취한다. 과일이나 야채, 특히 온실에서 재배한 것보다는 신선한 자연산을 충분히 섭취한다. 신선한 야채와 과일에는 우리 몸에 필요한 비타민과 미네랄이 많이 들어 있다. 고혈압증이 있는 사람은 특히 변비에 조심해야 하는데, 변비에 좋은 것이 바로 식이성 섬유이다. 식이성 섬유는 또한 장내에서 유산균 등 우리 몸에 중요한 미생물의 번식을 돕고 해로운 발암물질이나 중성 지방 등의 흡수를 막아 건강을 지켜준다. 그리고 혈중에 들어 있는 콜레스테롤을 몸 밖으로 배출시켜 동맥경화를 막아주고 고혈압을 예방하는 작용도 한다.

지금까지 살펴본 고혈압에 대한 보다 충실한 식사요법을 위해서는 갈등을 넘어서는 의지력과 이를 슬기롭게 극복해 나가는 지혜로운 요령이 필요하다. 그런 것들은 식사요법을 시행해 가는 과정에서 차츰 익숙해질 것이기 때문에 중요한 몇 가지 문제점만 다시 간추려보기로 한다.

첫째, 영양의 균형을 생각한다. 고혈압 환자의 하루 소요 칼로리는 개인차가 있지만, 대체로 하루 1,500~2,000kcal로 보면 된다. 어떤 사람에게 어느 정도의 칼로리가 필요한가는 의사가 결정하며 환자는 의사의 지시에 따라야 한다. 하루 칼로리 허용량이 정해지면 환자는 그 한도 안에서 식품을 선택해, 3대 영양소와 함께 비타민, 미네랄의 고른 섭취를 기해야 한다.

둘째, 지방은 주로 식물성을 섭취한다. 지방은 1g에 9.3kcal나 되는 열량을 가지고 있어 단백질이나 당질의 4.1kcal에 비하면 2배도 더 넘는 고열량 영양소이다. 따라서 지방은 하루 30g(약 280kcal)을 초과해서는 안 된다. 지방은 주로 식물성을 섭취하도록 하며 동물성은 철저하게 제한한다.

셋째, 단백질은 충분히 섭취해야 한다. 하루 최소한 60g 이상은 섭취하도록 한다. 이것은 열량으로서는 240kcal에 해당한다. 단백질도 두부 같은 식물성을 섭취하도록 한다. 두부 100g에는 58kcal밖에 안 들어 있어 고혈압 환자에게 아주 좋은 식품이다.

넷째, 쌀밥은 될 수 있는 대로 적게 먹는다. 쌀밥에는 많은 당질이 들어 있다. 당질은 주로 칼로리 식품이기 때문에 쌀밥은 가능한 한 중점적으로 제한해야 하는 1차 대상이다. 밥 한 공기(120g)에는 480kcal나 되는 열량이 들어 있다. 하루 세 공기의 밥을 먹는다면 이것만으로도 1,500kcal 가까운 열량을 섭취하는 셈이 된다. 하루 1,600kcal가 허용된 고혈압 환자라면 쌀밥 세 공기 외에 다른 음식은 거의 아무것도 먹어서는 안 된다는 계산이 나온다.

다섯째, 고기는 닭고기가 좋다. 육류 중에는 돼지고기가 가장 열량이 많다. 그 다음은 쇠고기, 닭고기의 순이다. 그뿐 아니라 닭고기에는 지방도 비교적 적게 들어 있다. 생선은 육류보다 열량이 적을 뿐 아니라 단백질의 함량이 높아 특히 고혈압 환자에게 좋은 식품이다.

여섯째, 설탕과 과자는 될 수 있는 대로 먹지 않도록 한다. 설탕은 매우 칼로리가 높은 식품이다. 설탕 100g 속에는 384kcal나 되는 열량이 들어 있다. 과자에는 설탕과 탄수화물이 많이 들어 있다. 과자가 고혈압 환자에게 좋지 않은 이유이다.

일곱째, 야채, 과일, 해조류가 좋다. 이들 식품에는 각종 비타민과 미네랄이 고루 들어있고 칼로리도 비교적 적어 특히 고혈압 환자에게 유익하다. 공복감을 없애기 위해서도 야채나 과일, 해조류는 많이 먹는 것이 효과적이다.

여덟째, 잘 씹어서 천천히 먹는다. 고혈압 환자에게 금물인 비만을 피하기 위해서는 식사량을 줄여야 하는데, 이 감식요법(減食療法)은 심한 허기증을 일으킨다. 이 허기증을 줄이려면 음식을 오래 씹고 천천히 먹도록 한다.

아홉째, 알칼리성 식품을 골라 먹는다. 식품 속에 들어 있는 미네랄에 따라 식품의 성질이 결정된다. 곧 산성 식품은 유황과 인을 포함하고 있는 것으로서, 곡식, 감자, 설탕, 고기, 생선, 달걀 노른자위, 술 등이다. 알칼리성 식품은 나트륨, 칼륨, 마그네슘, 칼슘, 철 등을 포함하고 있는 것으로서 야채, 과일, 해조류, 우유, 달걀 흰자위 등이다. 혈액은 언제나 중성이거나 알칼리성이라야 좋다. 산성 식품만 많이 먹고 알칼리성 식품이 결핍되면 혈액의 산성도가 짙어져 산과다증을 일으키고 혈압이 오르며, 동맥경화를 초래한다.

(5) 고혈압에 유익한 기호 식품 살펴보기

음주와 흡연의 문제점과 차의 효능 알아보기

음주는 적당량을 섭취 시 혈관을 확장시켜 혈압을 내리게 함으로써 고혈압에 좋다고 알려져 있다. 3잔 이상 마시지 않은 맥주, 청주, 위스키 특히 와인 등의 하루 일정한 섭취 혈액순환을 원활하게 한다. 그리고 식사하기 전에 약간의 술은 식욕을 돋우고 심신을 아울러 편안하게 해주어 긍정적인 면도 있다. 그러나 문제는 술을 마시기 시작해 적당한 정도에서 그치기 어려운 점에 있다. 술은 지나치면 간, 신장에 부담을 주며, 뇌의 활동도 둔화시킨다. 그리고 개인차가 있기는 하지만 적당량이 초과되면 심장박동이 커지고 혈압이 상승하게 된다. 거기다 어떤 일에 과도하게 흥분한다면 자칫 중풍을 촉발할 수도 있다.

흡연이 인체에 주는 해로움은 이미 너무 잘 알려져 있다. 담배는 협심증, 심근경색, 뇌경색, 사지의 동맥 폐쇄증을 일으키는 위험인자이며, 만성 질환이나 폐암의 유발원인이 된다. 담배의 해로움은 니코틴과 일산화탄소에 의한 것이다.

니코틴의 유해 작용은 교감신경과 부신(副腎)에 자극을 준다는 점이다. 그뿐 아니라 혈액의 응고성이 높아지고 혈관 벽에 혈소판 점착을 강화하며 모세혈관의 혈액순환을 저해하는 등의 유해 작용이 드러나고 있다.

담배의 유해한 다른 하나의 요소인 일산화탄소는 적혈구 속에 있는 헤모글로빈과 쉽게 결합한다. 피의 흐름을 타고 온 몸에

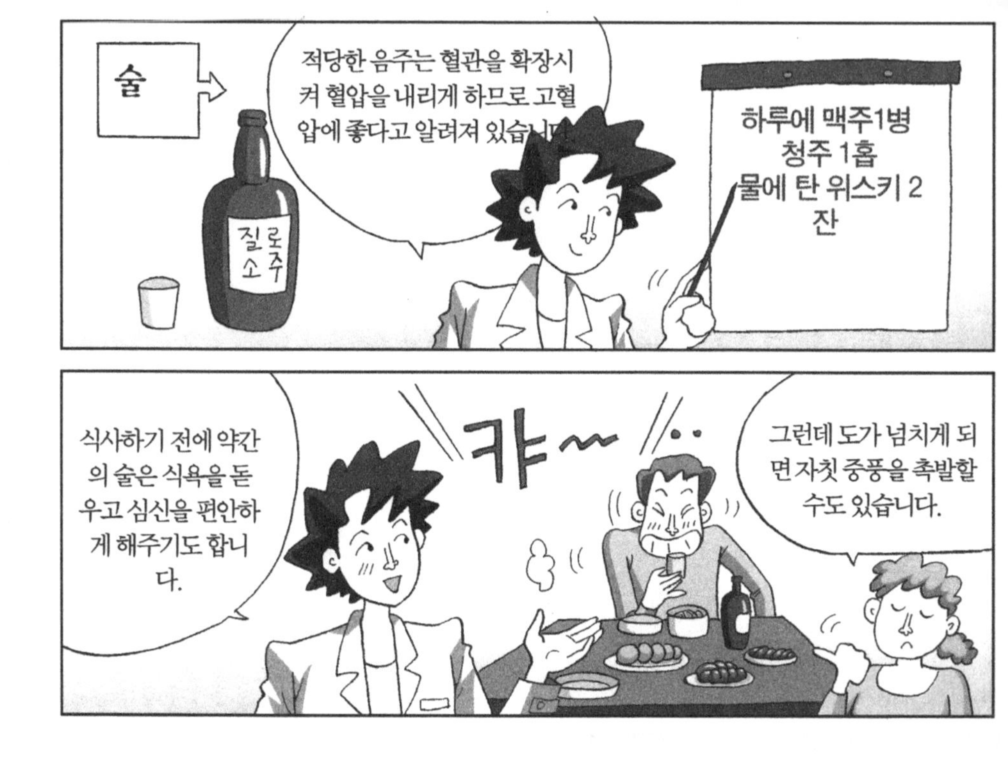

산소를 공급하고 있는 헤모글로빈은 일산화탄소와 결합하면 산소의 운반능력을 잃어버린다. 그래서 우리 몸의 여러 조직은 산소결핍을 겪게 된다. 담배를 많이 피우는 사람이 쉽게 피로를 느끼는 것은 가벼운 일산화탄소 중독 때문이다. 담배의 유해성으로부터 벗어나기 위해서는 건강한 사람들도 금연을 해야 하지만, 고혈압증이 있는 사람에게는 그 필요성이 더욱 절실하다.

커피나 홍차에는 카페인이 들어 있다. 카페인은 흥분제로서 의료의 어떤 과정에 유용하게 사용되기도 한다. 그러나 다량의 카페인은 다음과 같은 이유에서 고혈압에 좋지 않다.

담배
담배의 해로움은 널리 알려져 있으나 실제로 금연하기가 쉽지 않다.
담배의 해로움은 니코틴과 일산화탄소에 의한 것입니다.
·니코틴 (사망)
·일산화탄소 (고통)
커피나 홍차보다 한방차를 마시자
커피나 홍차에는 카페인이 들어있어서 고혈압에는 나빠요!
그래서 나는 우리 한방차를 마시고 있어.

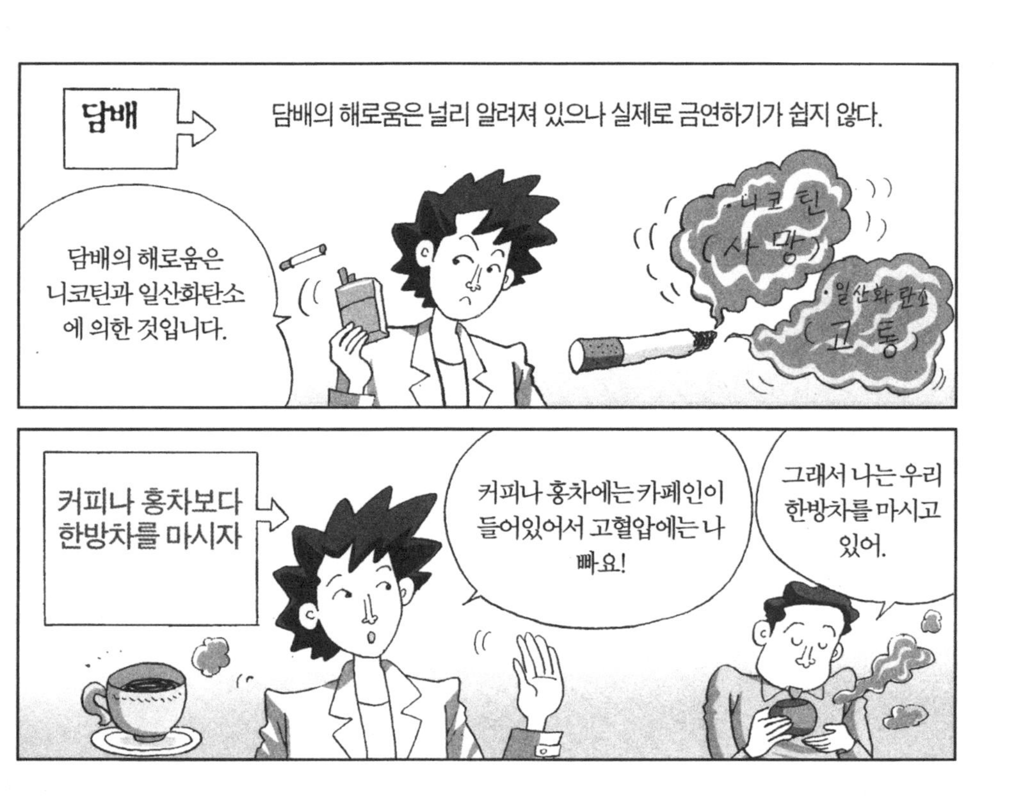

첫째, 카페인은 신경을 자극한다. 그런데 고혈압 환자는 절대 안정이 필요하다.

둘째, 카페인은 심장과 혈관을 자극해 심박 수가 늘고, 혈압이 올라간다. 커피나 홍차를 마시면서 담배를 피운다면 그 폐해는 훨씬 커진다. 그러므로 차는 자극성이 높은 커피나 홍차보다는 혈압에 좋은 한방차를 마시도록 한다.

청량음료 그 자체가 고혈압에 나쁜 영향을 미치지는 않는다. 그러나 콜라나 사이다 등 청량음료에는 다량의 당질이 함유되어 있어 비만을 초래하기 쉽다.

본태성
고혈압
약 6~8g 정도가 적당
하겠죠?
정상인이 섭취하는 염분의
반 정도 줄이십시오.
신성
고혈압
단백질을 많이 섭취하면
신장에 부담을 주어 혈압이
높아진 다네요.
단백질을 제한해야
합니다.

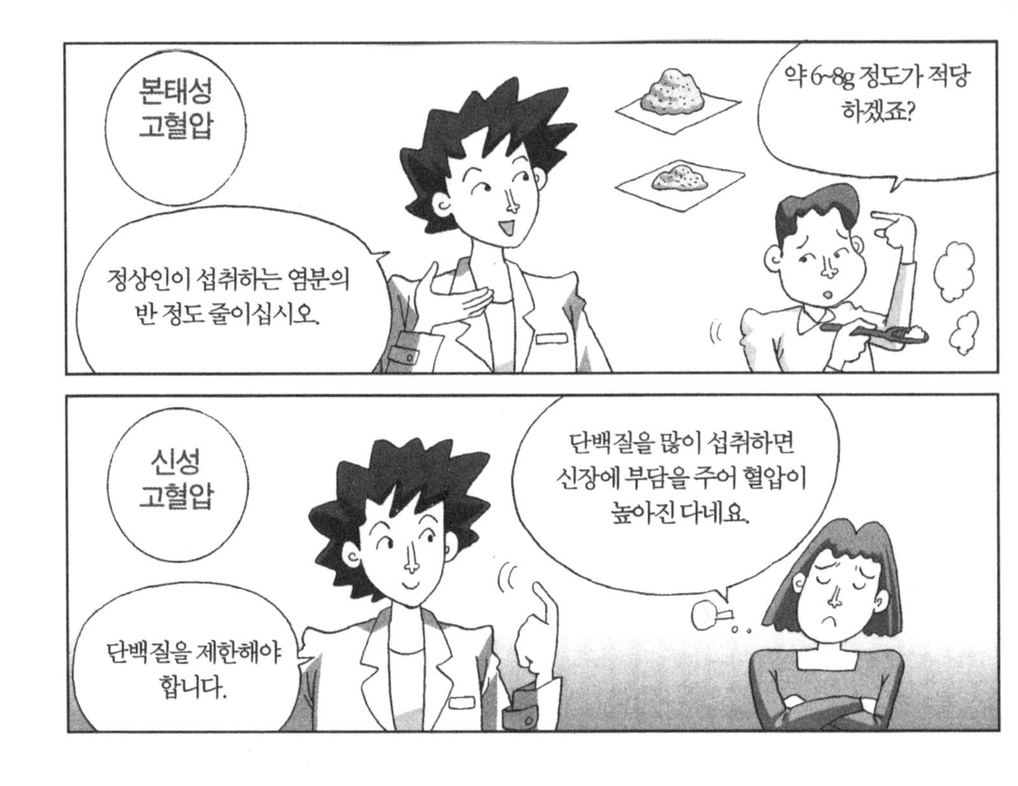

(6) 고혈압의 분류에 따른 식단조절 살펴보기

앞서 설명한 바와 같이 고혈압환자에 있어 식단조절이 필요하다. 일반적으로 고혈압 환자는 콜레스테롤이 많이 들어 있는 식품을 피하고, 염분도 하루 6~8g으로 줄인다. 그리고 중성지방이 많은 사람은 곡물, 설탕이 함유된 식품을 피한다. 특히 과자류 등의 간식은 좋지 않다. 무엇보다 체중을 줄이는 일부터 해야 한다. 규칙적인 식사에 소식(小食)으로 섭취하는 칼로리를 줄이고, 규칙적인 운동으로 축적된 피하지방을 소비시키

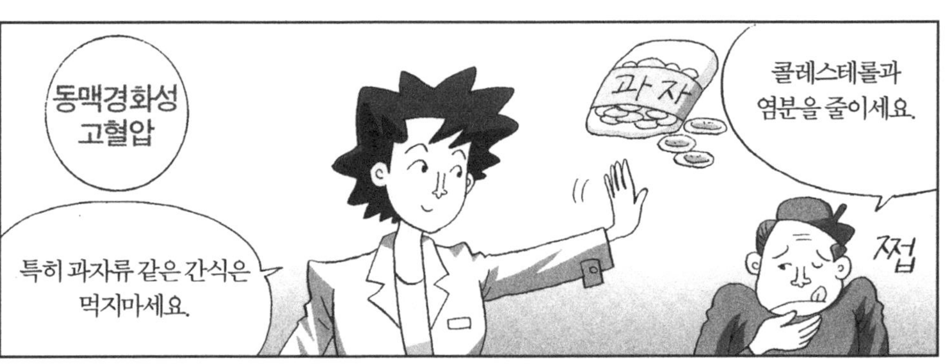

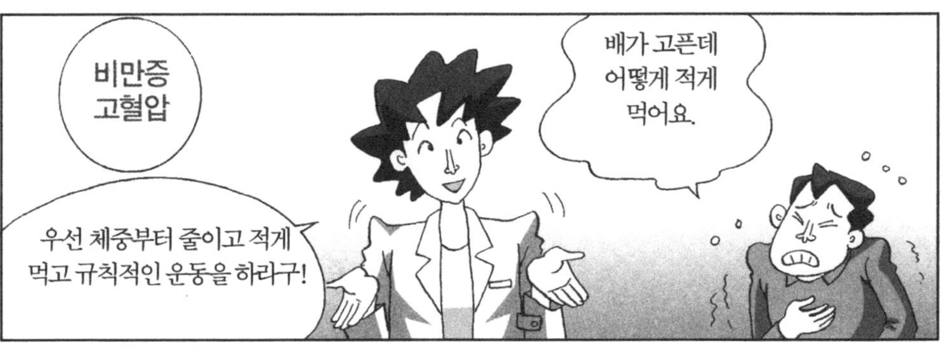

도록 한다. 하루 두 끼를 먹는 등 식사를 줄여서는 안 된다. 배가 고플 때 먹으면 한꺼번에 많이 먹게 되어 오히려 더 살이 찌게 된다. 지방분을 덜 섭취하고 야채 등 담백한 음식을 많이 섭취하도록 한다.

1/2 염분 섭취를 해보세요 - 본태성 고혈압

고혈압 환자에 있어 소금 섭취의 조절은 주의해야 한다. 특히 본태성 고혈압 환자는 정상인이 하루 섭취하는 염분의 반 정도로 줄여야 한다. 곧 6~8g 정도로 제한하는데, 갑작스럽게 줄이기보다는 오랜 시일에 걸쳐서라도 확실하게 감염식을 습관화하도록 한다. 고혈압과 관계가 깊은 동맥경화의 예방에도 마음을 써서 포화지방산인 동물성 지방 대신 불포화지방산인 식물성 지방을 먹도록 한다. 참기름, 들기름, 콩기름, 쌀겨기름 등 모두 좋다.

단백질 섭취 함량에 주의하세요 - 신성 고혈압

신성 고혈압은 단백질의 함량을 주의해야 한다. 단백질을 많이 섭취하면 신장에 부담을 주어 혈압을 높이게 된다. 그러나 경증일 때는 단백질 섭취에는 그렇게 신경을 쓰지 않아도 되지만 동물성 지방은 피해야 한다. 그리고 부종이 있을 때는 본태성 고혈압의 경우와 같이 염분을 제한해야 한다.

고혈압과 운동

고혈압 환자는 어떤 운동을 할 수 있을까

운동의 효과
근육조직의 모세 혈관이 증가한다.
모세혈관이 튼튼해 지고 굵어지며 모세 혈관을 흐르는 혈액의 양이 증가한다.

혈액의 양이 증가하는데 따라 근육에 산소공급이 원활해지며 노폐물이 혈액 속으로 추출된다.
닫혀있던 모세혈관이 열리며 활동이 활발해 진다.

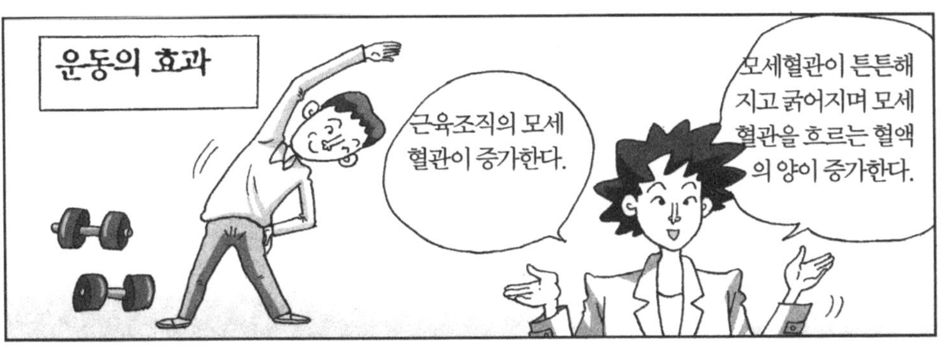

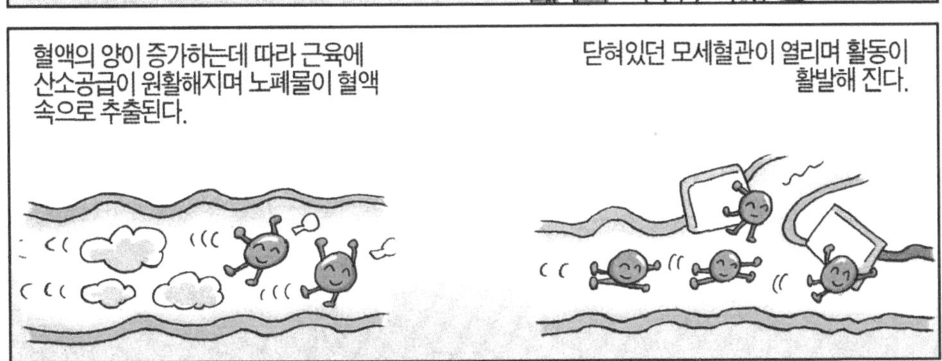

고혈압증이 있는 사람은 무리한 운동을 해서는 절대 안 된다. 심한 운동을 하려면 반드시 심장점검을 받고 의사의 지시에 따라야 한다. 고혈압 환자는 생활 속에서 몸에 무리를 주지 않고 편안한 마음으로 할 수 있어야 한다. 피로한 가운데 하는 운동이나 무리하게 하는 운동은 건강에 오히려 해로우며, 심한 경우에는 목숨을 잃기까지 한다. 그래서 무리하지 않는 운동이 가장 좋은 운동이다. 혈압이 높은 사람은 다음과 같은 운동은 피해야 한다.

첫째, 스키, 마라톤, 축구, 럭비, 농구, 배구 등의 과격한 운동.

고혈압
환자에게
적당한
운동
심호흡
걷기
체조
수영

걷기는 슬슬 거닐면 안 되고 운동이 될 만큼의 속도로 걸어야 됩니다.
줄넘기도 너무 심하게 하지 마십시오.
수영은 중증고혈압 환자나 합병증이 있는 경우에는 무리입니다.

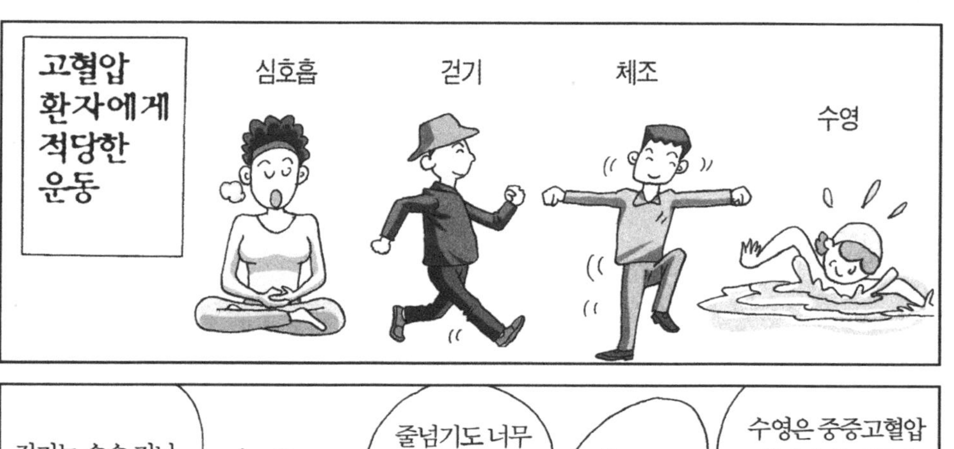

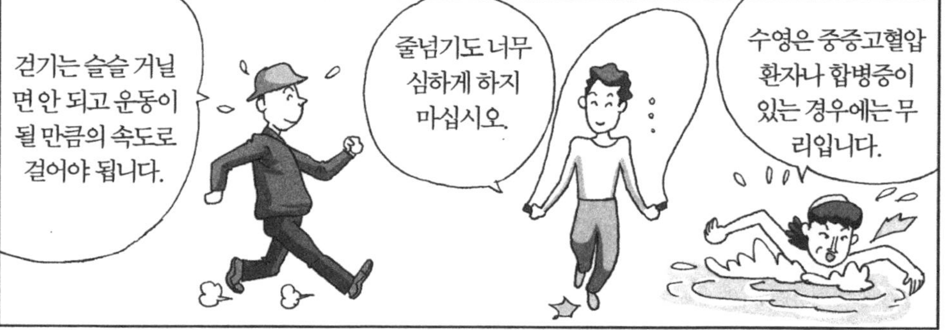

둘째, 골프 등 게임성이 강한 운동.

셋째, 단체로 하는 운동. 승부에 집착하게 되어 스트레스를 받게 되며, 자신의 몸 상태에 따라 운동 시간 등을 조절할 수 없다.

넷째, 운동 강도가 지나치게 약한 운동. 혈관강화 및 고혈압 안정에 대하여 아무런 영향도 미치지 못하기 때문이다. 운동 직후 심장박동수가 1분에 100 이하인, 땀도 나지 않는 운동에는 효과를 기대할 수 없다.

혈액순환과 운동의 관계 살펴보기

운동은 혈압을 하면 상승하고 반대로 중지하게 혈압이 내려갈 수 있다. 그 이유는 운동을 하면 근육을 움직이게 되고 에너지를 소모함으로써 혈액순환이 활발해지기 때문이다. 그러면 운동이 혈압이나 혈액순환에 어떤 영향을 주는 것인가를 살펴보도록 하자.

운동생리학적으로 본 운동효과란

운동생리학에 의하면 운동에는 다음과 같은 효과가 있다.

첫째, 근육조직의 모세혈관이 증가한다.

둘째, 모세혈관이 튼튼해지고 굵어지며, 모세혈관을 흐르는 혈액의 양이 증가한다.

셋째, 혈액의 양이 증가하는 데 따라 근육에 산소 공급이 원활해지고 노폐물이 혈액 속으로 추출된다.

넷째, 닫혀 있던 모세혈관이 열리며 활동이 활발해진다.

이러한 운동효과를 인정한다고 하더라도 고혈압이 있는 사람에게 어떤 운동을 어느 정도 하는 것이 가장 좋은지는 결정하기 어려운 문제이다. 대체로 다음과 같은 운동들이 고혈압 환자에게 적당하다고 알려져 있다.

① 심호흡 : 혈압을 내리는 데는 가장 효과적이다.

② 걷기 : 운동이 될 만큼의 속도로 걷는다. 그저 슬슬 거니는

것은 별로 효과가 없다.

③ 체조 : 팔, 다리, 가슴, 허리, 목 등이 골고루 운동이 되도록 한다.

④ 수영 : 수온에 의한 냉 자극과 수압이라는 요소가 함께 작용하여 혈압을 하강시킨다. 그러나 중증 고혈압 환자나 합병증이 있는 경우에는 무리이다.

⑤ 줄넘기 : 너무 심하게 하는 운동은 오히려 좋지 않다. 한 번에 많이 뛰어 기록을 세우려 하지 말고 50번 뛰고 쉬었다가 다시 뛰는 식으로 나누어 무리하지 않게 하는 것이 좋다.

걷기 운동의 효과 살펴보기

등과 허리를 펴서 몸을 바르게 한다. 눈은 앞을 향하고 호흡은 걷는 동작의 리듬에 맞춘다.
걷기운동은 건강한 사람이나 고혈압증이 있는 사람 모두에게 좋은 운동이다.

턱을 당겨 약간 숙이고 어깨의 힘을 뺀다. 팔을 크게 흔들며
걸음은 뒤꿈치부터 착지한다.

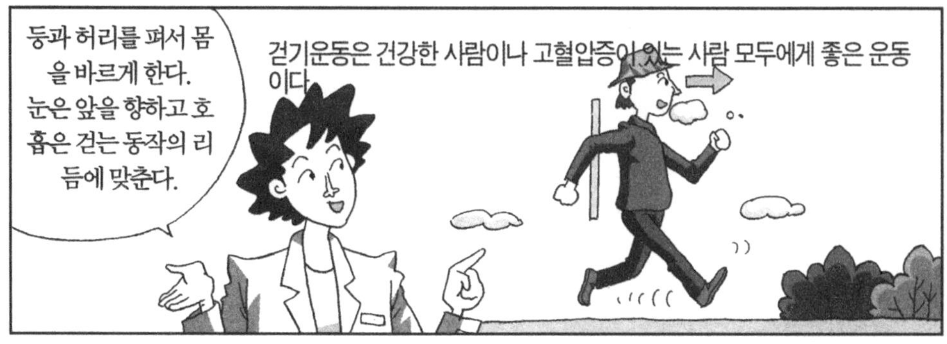

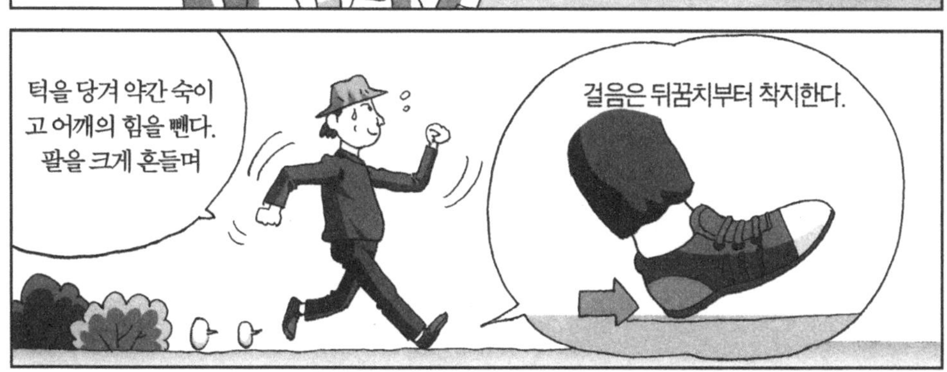

걷기 운동은 무리하지 않고 심폐기능 및 온 몸의 기능을 높일 수 있는 권장 운동이다. 이는 중년 이후의 건강한 사람이나 어느 정도 고혈압증이 있는 사람 모두에게 효과적이다.

일정한 규칙에 따라 걷다보면 서서히 혈압이 떨어지고, 약해지기 쉬운 허리를 단련시키는 기능을 한다. 주위의 풍경을 바라보거나 다른 사람의 표정을 살피는 등 여유 있는 편안한 마음가짐으로 걷기 운동을 시작한다. 걷기 운동은 고혈압 환자에게 다음과 같은 효과를 가져 올 수 있다.

첫째, 충분히 걸음으로써 고혈압과 저혈압을 개선할 수 있다.

건기 편한
보폭으로 걷는
다.
걷기에 익숙해지면 2~3시간 정도의 먼 거리를 걸어본다.

걷기운동을 할 때
주의할 사항
약간 빠른 속도로 걷는다.
규칙적으로 일정한 시간 동안 걷는다.
비나 눈, 날씨가 추우면 집에서 그만큼의 운동
량을 대신한다.
자동차가 많이 다니는 거리는 피한다.
나도 당장
실천해야쥐!

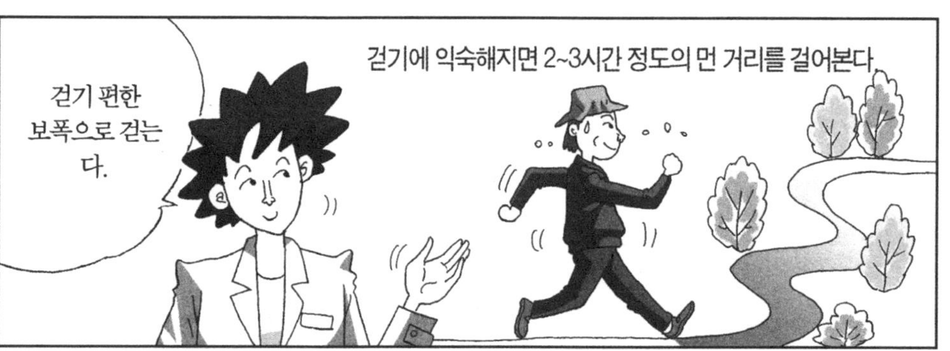

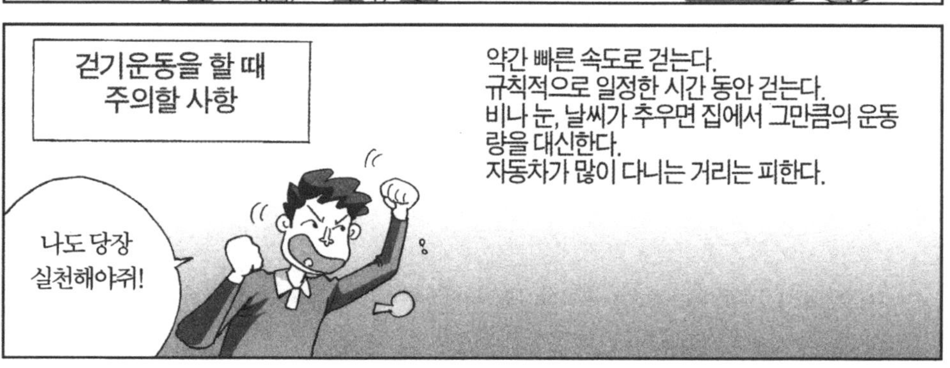

둘째, 숨이 차지 않을 정도의 가벼운 부담을 오랫동안 주어 심폐기능을 강화한다.

셋째, 혈중 콜레스테롤 값을 개선하여 동맥경화를 예방한다.

넷째, 혈액이 굳어지는 것을 방지하여 혈관이 막히는 것을 예방한다.

다섯째, 뇌의 혈액순환을 개선하고 스트레스를 해소하며, 노인성 치매를 방지하는 데도 도움이 된다.

여섯째, 관절과 근육을 강화하고, 특히 허리 근육을 단련하여 요통의 예방에 효과적이다.

일곱째, 비만해소의 효과가 있다.

여덟째, 혈당 값을 낮추어 중풍의 위험인자인 당뇨병의 증상을 개선한다.

아홉째, 근육과 내장의 젊음을 유지하고 몸의 상태를 조절한다.

걷기운동의 올바른 자세란

걷기에서 가장 중요한 점은 올바른 자세로 적당한 속도를 걷는 것이 효과를 금방 나타낼 수 있다. 이때 주의해야 할 점은 다리를 쭉쭉 뻗으며 걷도록 하며, 발의 움직임과 호흡을 일치시켜 경쾌하게 걷는 자세를 유지하는 것이다. 이렇게 걸으면 피로해지는 것을 막을 수 있고, 생각했던 것보다 많은 거리를 걸을 수 있다. 바른 자세로 속도감 있게 걸으면 발자국이 좌우대칭으로 난다. 다음은 올바른 걷기 자세의 구체적인 예이다.

첫째, 등과 허리를 펴 몸을 바르게 한다.

둘째, 눈길은 앞을 향하고 호흡은 걷는 동작의 리듬에 맞춘다.

셋째, 턱을 당겨 약간 숙이고 어깨의 힘을 뺀다.

넷째, 팔을 크게 흔들며 걸음은 뒤꿈치부터 착지한다.

다섯째, 걷기 편한 보폭으로 걷는다.

걷기에 익숙해지면, 휴일 같은 때는 2~3시간 정도의 먼 거리를 걸어본다.

걷기운동을 하는 데 주의할 사항

첫째, 보통 걸음걸이보다 약간 빠른 속도로 걷는 것이 좋다. 심장이 약간 두근거릴 정도로 걷는 것은 심폐기능에도 좋으며 이후 기능이 강해지며 더욱 빠른 속도로 많응 양을 거릴 수 있다.

둘째, 매일 규칙적으로 일정한 시간 동안 걷도록 한다.

셋째, 비가 오거나 눈이 올 때, 날씨가 추울 때는 집에서 그만큼의 운동량을 대신한다.

넷째, 걷기운동을 할 코스를 미리 정해둔다. 자동차가 많이 다니는 큰 거리는 공기도 좋지 않고 교통사고의 위험도 있으므로 피한다. 공원이 가까이 있으면 가장 좋고, 산이 가까이 있다면 산에 오르는 것도 좋다.

걷기운동으로 체중을 줄이는 것에 크게 기대할 수는 없다. 1시간 걷기운동으로 줄일 수 있는 체중은 대개 0.55% 정도이다. 결국 자기 체중의 1%를 줄이려면 20일 동안 매일 1시간씩 걷기운동을 해야 한다. 그러나 운 몸의 근육을 활용하기 때문에 체지방이 줄어들고 심폐기능을 높이는 효과를 가지고 올 수 있다.

처음에는 천천히 걷기 시작하여 차츰 속도를 빨리한다. 연령과 체력에 맞추어 걷는 속도와 거리를 정한다. 젊은 사람이라면 분당 100m 이상의 속도로 1만 보 이상, 중장년층이라면 분당 80~90m 속도로 7,000~1만 보, 고령자는 분당 60m 속도로 5,000보정도 걷는다. 이때 주의할 것은 숨이 차오를 때까지 걷지 않는다는 점이다. 가슴이 뻐근해지면 곧 멈추어 쉬도록 한다.

걷기운동을 효과적으로 하기 위해서는 조절기능이 있는 만보계와 발이 편하고 통기성이 좋은 운동화를 갖추어야 한다.

혈압의 네 가지 유형에 따른 걷기운동은

효과적인 걷기에 앞서 고혈압 환자의 걷기에는 혈압 상승에 대비하여 주의해야 할 점이 있다. 일반적으로 걷기 시 주의해야 할 점은 다음과 같이 찾아 볼 수 있다.

첫째, 수축기혈압이 높은 사람은 걷기 시작할 때 혈압이 급격하게 오르기 때문에 점증법을 지켜야 한다. 곧 걷기 시작하기 전에 4, 5분 동안 준비운동을 하여 몸을 풀고 혈압의 초기상승을 피하면서 천천히 걷기 시작한다. 걷는 거리는 1.5km 정도가 적당하다. 특히 추운 겨울철에는 안전수칙에 철저해야 한다. 겨울철 새벽운동이 중풍발작의 원인이 되는 경우도 드물지 않다.

둘째, 확장기혈압이 높은 사람은 무리하게 목표를 세워서는 안 되며, 운동의 강도도 기분이 좋을 정도로 높여간다. 대개 고혈압증을 지닌 사람은 1분에 70m 정도의 속도로 걷는 것이 좋다고 한다. 그러나 이보다 늦은 속도로 오래 걷는 것이 더 좋다. 그리고 체온에는 언제나 유의해야 한다.

셋째, 평균혈압이 높은 사람은 완만하고 편안한 길을 편안한 속도로 걷는 것이 좋다.

넷째, 맥압이 높은 사람은 걷는 중에 혈압이 내려가 위험이 발생할 수 있으므로 피로하거나 날씨가 찰 때나 밤에 제대로 잠을 자지 못했거나 감기에 걸렸을 때도 운동을 쉬는 것이 좋다.

고혈압 예방이 탁월한 운동 수영

고혈압을 예방하고 치료하는 운동요법으로는 수영이 아주 좋습니다.
다른 질병과 합병증이 있거나 혈압이 너무 높으면 위험합니다.
그러나 경증의 고혈압 환자에게는 가장 효과적인 운동이랍니다.
저는 고혈압증이 있는데 수영을 하고 싶어요.
심장점검을 받고 의사지시에 따라야 합니다.

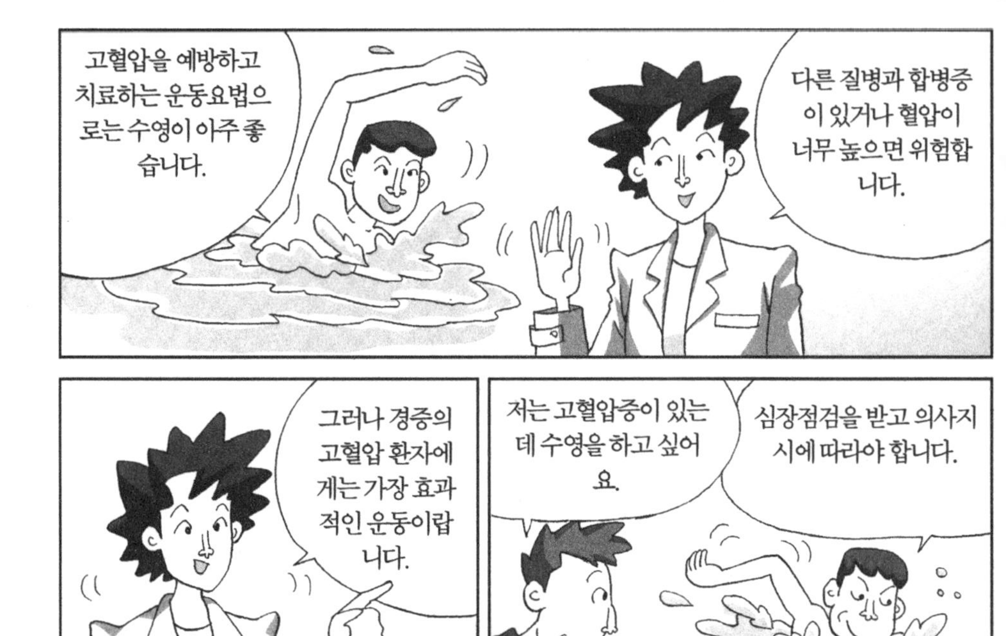

수영은 관절에 무리 없이 고혈압을 예방할 수 있고 치료하는 좋은 운동방법이다. 그러나 다른 질병과 합병증이 있거나 혈압이 지나치게 높은 사람은 중풍발작이나 심장마비의 위험이 따르므로 신중해야 한다. 경증의 고혈압 환자에게는 가장 효과적이다. 곧 수영은 육상의 노동과 달리 수온에 의한 냉 자극과 수압이라는 요소가 함께 작용하여 혈압을 하강시키는 운동이다. 물속에 들어가는 것만으로도 수압이 가해지면서 가슴이 압박을 받고 호흡운동이 된다. 수영 가운데 평형이 좋으며, 천천히 헤엄쳐 나가도록 한다. 수영은 흉부에 많은 압력을 받기 때문

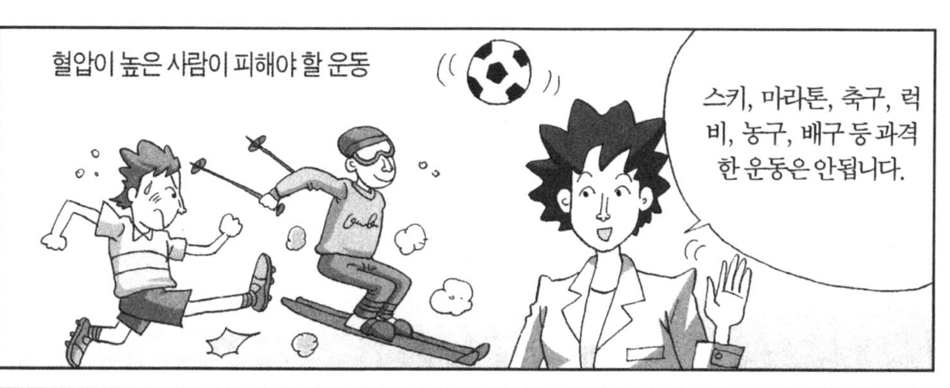

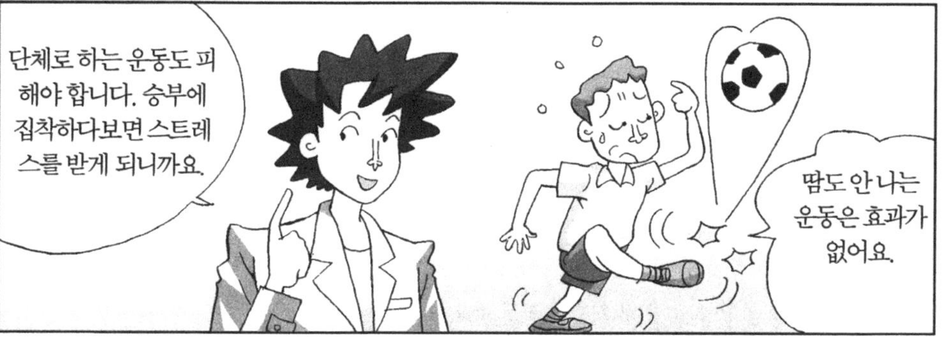

에 자연스럽게 호흡근의 운동이 된다.

그러나 혈압을 내리기 위해 수영을 할 때는 절대 피로하지 않도록 해야 한다. 그리고 평상시 최저혈압이 90mmHg 이상이고, 최고혈압이 160mmHg 이상이거나 요 중에 단백이 0.5~0.6 이상인 사람은 수영을 하면 안 된다. 부정맥이 있거나 당뇨병, 경련성 질환이 있는 사람, 급, 만성 신장병이 있거나 몇 가지 합병증이 있는 사람은 수영이 오히려 해로울 수도 있다. 수영이 운동으로서 혈압강하 효과가 뛰어난 것은 사실이지만, 위험도 따른다는 사실을 염두에 두어야 한다.

수영은 다음과 같이 단계적으로 혈압을 내려준다.

첫째, 수영은 폐를 튼튼하게 한다. 수영을 6주 정도 계속하면 거의 운동선수와 같이 폐의 기능이 효율적으로 향상되면서 혈압도 정상이 된다.

둘째, 수영의 효과는 혈관 벽에 붙어있는 불순물을 제거하여 혈액순환을 빠르게 한다. 콜레스테롤이나 지방 등이 혈관 벽에 흡착되어 있어 혈관이 좁아지면 혈액의 흐름이 좋지 않고 동맥경화가 일어나서 혈압이 높아지므로 수영을 하면 혈액의 흐름이 빨라지면서 혈관 벽에 흡착되어 있던 콜레스테롤 등이 떨어져 내린다.

셋째, 수영을 지속적으로 함으로써 모세혈관이 새롭게 생성된다. 모세혈관이 많아지면 우리 몸은 구석구석까지 혈액이 원활하게 흐르게 된다. 혈압이 높아지는 원인 가운데 하나로 말초신경에서 일어나는 저항이 있는데, 모세혈관이 새로 생겨나고 혈관 벽에 낀 콜레스테롤이 제거되면 이 저항이 사라지면서 혈압도 동시에 내려간다.

넷째, 수영을 규칙적인 운동으로 함으로써 심장이 튼튼해진다. 심장이 튼튼해지면 혈액순환 작용을 하는 데 여유가 있고, 그 결과 혈류가 개선되고 혈압도 정상이 된다.

유산소 운동 생활화 하기

유산소운동은 동독 과학자인 홀만 박사가 만든 공식에 맥박을 유지하면서 하는 운동을 말한다. 일반적으로 유산소 운동의 강도 측정은 다음과 공식을 갖고 있다.

※ 유산소 운동 강도 측정 공식

170-자기나이=운동 중 유지해야 할 맥박수
예) 50세의 경우 170-50=120(자기 체력의 70% 강도)

이 기준에서 땀을 충분히 흘릴 수 있는 사람은 1분에 120의 맥박수를 계속 유지하면서 전신 운동을 한다. 만약 땀을 흘리지 못하는 사람은 다음 공식에서 얻어진 맥박 수까지 운동의 강도를 올려서 땀을 나게 한 다음,70% 강도의 맥박수를 유지해 가며 충분히 땀을 흘리면서 운동을 해야 한다. 이마에서 땀이 떨어지면서 전신이 땀에 흠뻑 젖어 상하 내의를 벗어 짜면 땀이 주르륵 떨어지도록 운동을 소화하면 치병운동이 된다.

그러나 이 운동 또한 주의할 점이 있다. 처음 운동을 시작할 때는 다음 항에 나오는 준비운동을 하고 난후 실시한다. 2분에서 5분 동안만 공식에 맞추어 땀을 흘리고 정리운동을 해야 한다. 이 운동의 결과를 24시간 점검하고, 이상이 있으며 다음날 1분내지 2분을 연장하되 무리하게 해서는 안 된다. 건강 조건이 각자가 다르기 때문에 운동을 해보면 표준 운동 시간 까지 며칠이 소요될 것인가를 예측할 수 있다. 또한 표준 운동 시간에 도달하여 매일 규칙적으로 정해진 시간에 운동을 하여 땀을 충분히 흘리고 나면, 하늘을 나를 듯이 기분이 상쾌해지고, 지금의 상태라면 무엇이든지 해낼 수 있다는 의혹이 넘친다. 여기서부터 10년 젊어지는 운동의 효과가 나타난 다 할 수 있다. 폐활량은 15년 젊어진다. 하루 1회의 운동으로 3일이 젊어진다고 과학적으로 분석하고 있지만, 실제로 외형상으로는 더 빨리 젊어지는 것을 체험하게 되는 효과까지 가질 수 있다.

고혈압의 동의보감 한방 치료

한의학에서 본 고혈압에 대하여

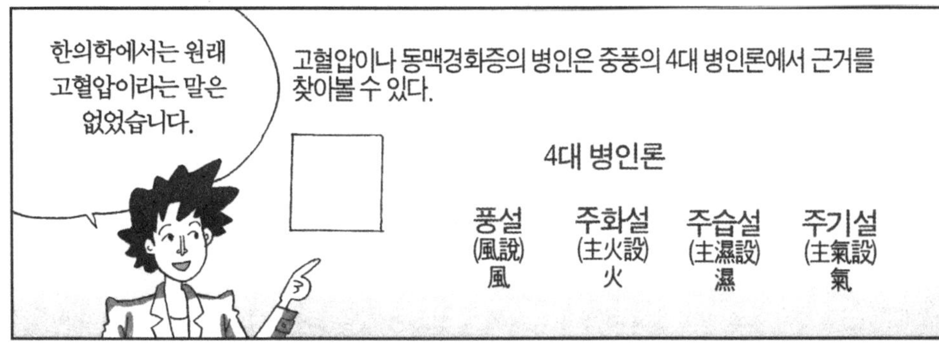

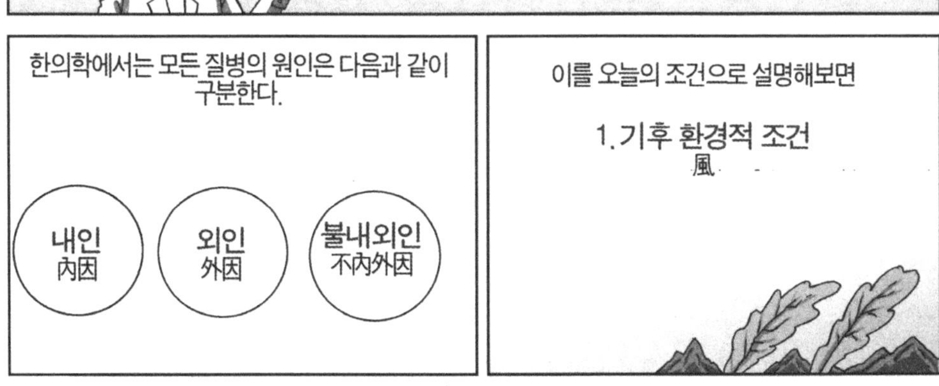

한의학에서는 원래 고혈압이라는 말은 없다. 고혈압은 동맥경화증과 함께 순환기계통의 성인병태, 곧 중풍 또는 중풍 전조증으로 임상에 적용해 왔다. 고혈압이나 동맥경화증의 병인(病因)은 중풍의 4대병인론에서 그 근거를 찾아볼 수 있다.

4대병인론이란 풍설(風說), 주화설(主火說), 주습설(主濕說), 주기설(主氣說)을 말한다. 곧 풍(風), 화(火), 습(濕), 담(痰), 기(氣)에서 병인을 살핀다. 한의학에는 3대병인론도 있다. 모든 질병의 원인을 내인(內因)에 의한 것과 외인(外因)에 의한 것, 불내외인(不內外因)에 의한 것으로 구분하는 것이다. 이를 오

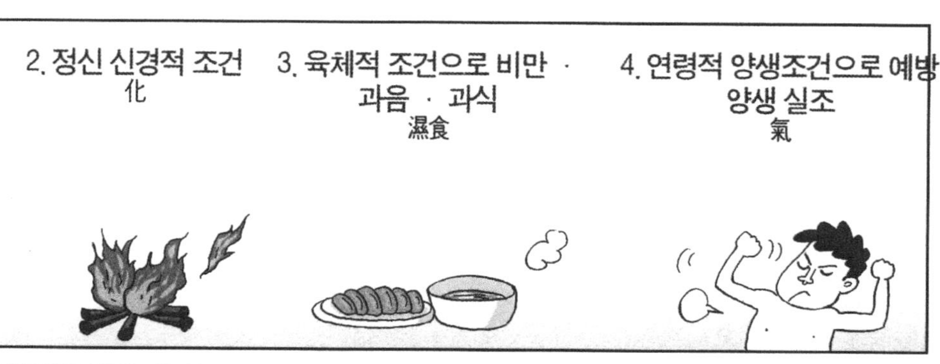

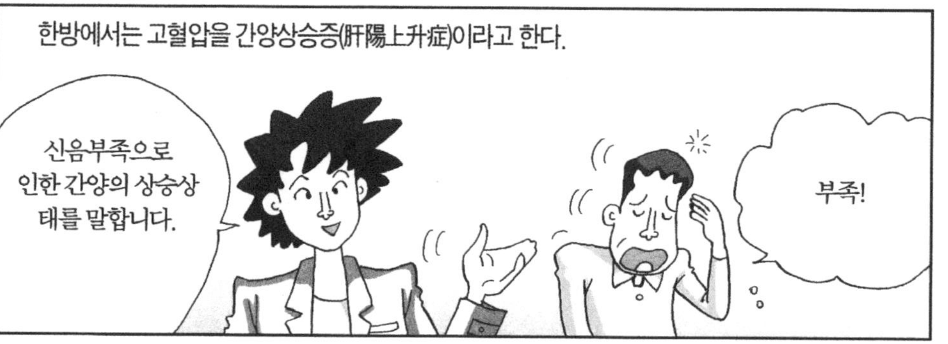

늘의 조건으로 설명해 보면 첫째, 기후 환경적 조건(風), 둘째, 정신 신경적 조건(火), 셋째, 육체적 조건으로 비만, 과음, 과식(濕食), 넷째, 연령적 양생조건으로 예방 양생실조(氣)에서 원인을 찾을 수 있다.

병인이 되는 풍, 화, 습담, 기, 어(瘀血)가 각각 따로 작용하는 것은 아니다. 이들은 복합적으로 작용하기도 하고, 일시적으로 급하게 나타나기도, 천천히 완만하게 진행되기도 한다. 이들 병인은 우리 몸의 음양(陰陽)의 균형을 깨뜨려 실조하게 한다. 곧 양이 홀로 항진되거나 음허양항(陰虛陽亢)일 때, 음허(陰虛)

하거나 음양이 모두 허(陰陽俱虛)할 때 고혈압증이 나타나거나 동맥경화증이 된다. 한방에서는 고혈압을 간양상승증(肝陽上升症)이라 하는데, 신음(腎陰) 부족으로 인한 간양의 상승상태를 말한다.

통상적으로 통상적으로 한방약이 고혈압증 치료에 특효한 경우는 다음과 같다.

첫째, 타고난 고혈압 즉 본태성고혈압의 초기로 혈압이 불안정한 시기

둘째, 본태성고혈압증이라도 비교적 양성으로 최고 180이하, 최저 100이하인 것에는 초기가 아니라도 한방치료에 곧잘 반응하여 혈압이 내리는 경우가 있다.

셋째, 고도의 고혈압증이라도 강압제와 병용하면 몸의 상태가 바르게 잡히며 증상이 개선되고 2차적인 강압이 조장된다.

넷째, 노인성의 동맥경화성 고혈압으로서 강압제의 사용이 적당치 않은 경우 등이다. 강압제를 병용하고 있는 환자라면 강압의 정도와 증상을 보면서 서서히 강압제를 감량하여 간다. 여름철은 일반적으로 혈압이 저하하기 때문에 겨울철에만 강압제를 병용하는 경우도 있다.

한방에서의 고혈압의 증후와 치료방법

서양의학과는 달리 한의학에서는 병을 판별하는 것이 아니라 병의 증후를 분별하여 원인과 그에 따른 치료를 시작한다. 임상에 임해서는 먼저 증후를 살펴내야만 치료방법을 세울 수 있다.

한의학의 '변증(變症)논치' 에서 '변증' 이란 증후를 살펴보는 과정이고, '논치' 는 치료방법을 세우는 과정이므로 한방에서는 병명이 달라도 같은 증후로 나타나면 치료방법이 같을 수 있다.

한방에서 말하는 고혈압의 증후유형에는 간양상항형, 음허양항형, 음양양허형, 간신음허형의 네 가지 유형과 내풍, 혈어, 담조가 겹친 풍담겸형)으로 나누어본다.

간양상항형

간양상항형은 신장과 간장에 영양이 충분하지 못하거나 간혈이 부족해 음이 양을 누르지 못함으로써 간장의 양기가 지나치게 성하여 상부로 치솟는 증후이다. 우리 몸의 오장 중 간장(肝臟)은 음(陰 : 영양물질)에 속하는 장기이지만 그 기능으로는 양(陽 : 기능과 활동)으로 쓰인다. 우리 몸의 기능유지는 혈(血)과 진액(津液 : 호르몬)에 의해 이루어진다. 정상상태에서 '음'과 '양' 은 서로 받쳐주고 서로 억제〔相生相剋〕하면서 균형을 유지한다.

간양상항형 일 때의 주요증상으로는 머리가 심하게 아프고, 얼굴이 붉어지며, 자주 목이 마르고 입이 쓰다. 그리고 가슴이 답답하고 초조해지며, 열이 나 혀가 붉다. 맥은 팽팽하고 힘이 있다. 이에 대한 치료는 양기가 성한 간에 음액을 더하여 간의 기운을 가라앉게 하는 치료법을 쓴다.

음허양항형

우리 몸은 음과 양이 균형을 유지함으로써 정상상태로 건강을 누릴 수 있는데, 음기가 약해지면 양기가 성해 우리 몸에는 병리적인 현상이 나타난다. 음허양항형의 주요 증상은 얼굴에 열이 오르고, 식은땀을 흘린다. 가슴과 손바닥 중심부에 열이 나는 것을 느낄 수 있으며, 기침에 피가 섞여 나오기도 한다. 몸이 마르며, 어지럼증, 불면증, 귀울림, 건망증, 초조감 등의 증상이 나타나기도 한다.

음양양허형

양이 모두 허해서 생긴 증후로 질환이 위중한 단계로 양이 부족해서 차츰 음이 성하거나 음이 부족해서 차츰 양이 성한 경우를 말한다. 이때 주요 증상으로는 손발이 차고 힘이 없으며, 허리가 저리고 머리가 아프다. 그리고 귀울림과 심장박동이 심하며 혀에 백태가 끼고, 다리에 힘이 없으며 맥이 약하다.

이에 대한 치료는 음과 양을 돋아주는 육음조양법을 사용하는데, 양허와 음허 어느 쪽인가에 따라 다르게 처방해야 한다. 양허형에는 우귀한, 음허형에는 좌귀환이 효과가 좋다.

간신음허형

간장과 신장에 음액이 부족한 경우에 볼 수 있는 증후로 머리가 무겁고 눈이 뻑뻑하며 쉽게 피로한다. 허리와 무릎이 저리고 불면증이 있으며 맥은 약하다.

이에 대한 치료는 간장과 신장을 함께 보하는 것이다.

풍담겸형

육음(六淫) 가운데 하나인 풍(風)은 다른 병사(病]邪), 풍한(風寒), 풍습(風濕), 풍조(風燥), 풍담(風痰) 등과 합쳐져 질환으로 나타난다. 그리고 담(痰)은 우리 몸 안의 수액대사 과정에서 병리적으로 변한 점액물질이다. 병으로 인하여 진액이 변한 담에는 풍담(風痰), 열담(熱痰), 한담(寒痰), 조담(燥痰), 습담(濕痰) 등이 있다. 풍과 담이 원인이 되는 질환의 증후는 수족마비, 언어장애, 의식불명, 반신불수, 허한(虛汗) 등에 혀는 붉어지고 끈끈한 백태가 끼며, 맥은 약하다.

한약재를 이용한 치료 방법

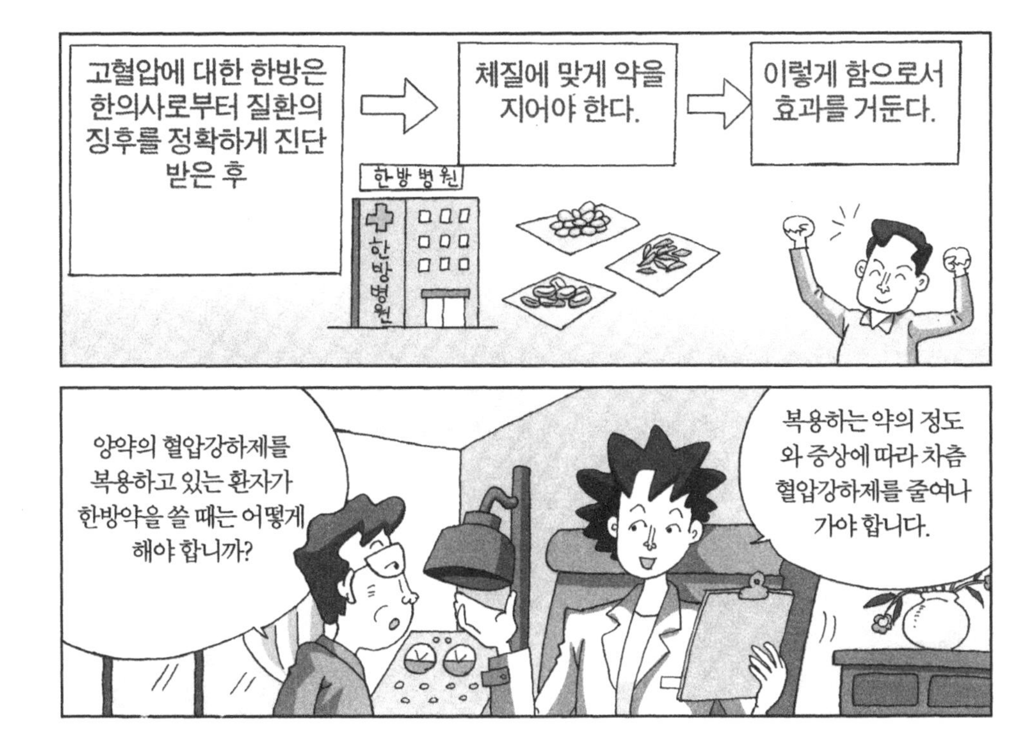

고혈압에 대한 한방은 한의사로부터 질환의 징후를 정확하게 진단받은 후 체질에 맞게 약을 지어야 한다. 한방약은 한의사의 진단으로 병증을 가린 후 논치를 내려야만 효과를 거둘 수 있기 때문이다. 만일 양방의 혈압강하제를 복용하고 있는 환자가 한방약을 쓸 때는 복용하는 약의 정도와 증상에 따라 차츰 혈압강하제를 줄여 나간다. 일반적으로 여름에는 겨울보다 혈압이 내려가기 때문에 겨울에만 혈압강하제를 먹는 경우도 있다. 그리고 고혈압으로 인해 내장기능부조가 있을 때는 한방약이 비교적 치료효과가 있다. 그렇지만 2차성 고혈압의 경우에는 혈압강하제를 복용하는 것이 좋다.

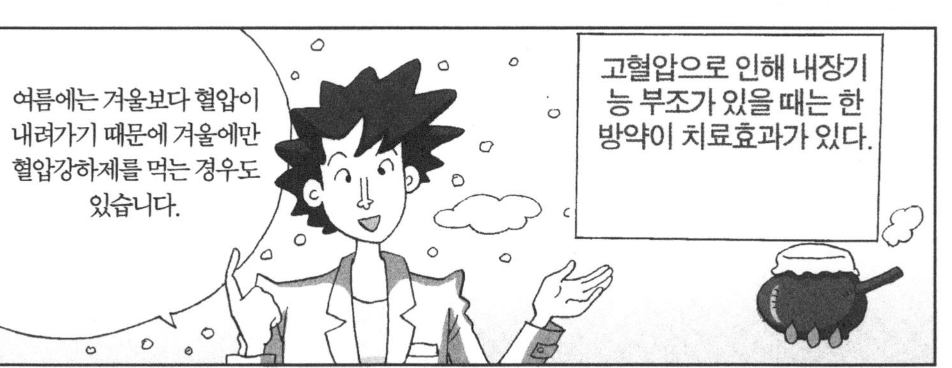

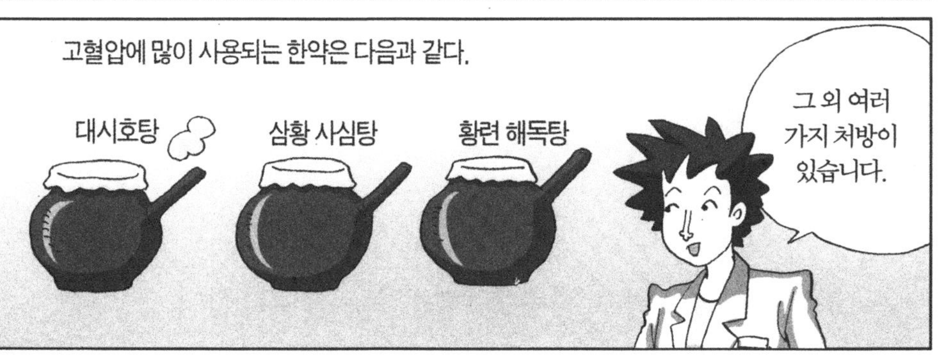

체력이 좋은 고혈압 환자에게 좋은 대시호탕

시호 16g, 황금, 작약 각 10g, 반하 4g, 지실 6g, 대황 8g, 대추 2개, 생강 3쪽

체격이 좋은 사람은 실증의 비만형에 해당하는 사람이다. 복진(腹診)을 하면 옆구리, 특히 오른쪽 간 윗부분이 부어 있으므로 이 부분을 누르면 압통을 느끼는 사람들이 있다. 이런 사람이 변비증상이 있다면 이 처방을 쓰는 게 좋다. 변비가 있고 어깨근육이 뻐근하고 아플 때, 입이 마르고 쓰며 명치가 답답하고 아픈 느낌이 있을 때는 이 처방이 효과적이다. 비교적 건강

한 체질을 가진 사람에게 적용된다.

고혈압 단백뇨가 있는 사람에게 좋은 오령산

택사 10g, 저령, 적복령, 백출 각 6g, 육계 2g

이 처방은 신성 고혈압으로 단백뇨 증세가 있는 사람으로 갈증이 심하며, 잘 붓고 소변의 양이 적은 경우를 위한 처방이다. 오령산은 대시호탕, 소시호탕, 시호계지건강탕 등이 병용하면 좋을 때가 있다.

고혈압을 치료하고 중풍을 예방하는 삼황사심탕

대황 8g, 황금 4g, 황련 8g

보통체격의 고혈압환자로 불면증과 불안을 느끼며 초조해하고 쉽게 얼굴이 붉어지는 경우 이 처방이 적당하다. 한방의 허실의 보사법(補瀉法)에서 사약(瀉藥)에 속한다. 조금만 흥분해도 얼굴이 달아오르고 마음이 조급하며, 변비가 심하고 가벼운 현기증이 수반될 때 효과적이다. 고혈압을 치료하고 중풍을 예방하며 예후에 아주 좋은 약이다.

발작 직후 쓰면 지혈(止血), 흥분의 진정작용이 있다. 약은 식혀서 차게 먹는 것이 좋다. 특히 변비증상이 있으면 삼황사심탕을, 그렇지 않을 때는 황련해독탕을 쓴다.

체력이 허약한 편에 속한 중풍 환자에게 좋은 황련해독탕

황련, 황금, 황백, 치자 각 5g

체력이 허약한 편에 속한 중풍 환자에게 쓴다. 삼황사심탕이 유효한 증상에 이 처방을 쓰기도 한다. 황련해독탕은 불면증, 두통, 두중(頭重), 안면상기, 동계, 출혈방지에도 유효하다. 위의 삼황사심탕이나 황련해독탕을 복용하면 어깨와 목의 뻐근함이 풀리고 변이 잘 나오게 되며, 불안, 초조감, 불면증이 해소되고, 혈압상승이 저지된다. 안면 홍조나 발바닥의 열기가 가실 때까지 복용하는 것이 좋다.

혈압이 안정되는 시호가룡골모려탕

시호 5g, 반하 4g, 복령, 계지 각 3g, 황금, 대추, 생강, 인삼, 용골, 모려 각 2.5g, 대황 1g

대시호탕을 처방한 때와 같이 실증의 비만형으로 명치 부위에서 양어깨 부위에 걸쳐 저항과 압통이 있는 흉협 고만증 고혈압 환자들을 위해 처방한다. 이러한 사람은 신경이 예민해 잘 놀라고, 불면증과 견통 등이 있으며, 숨이 차고 변비도 쉽게 온다. 적응증은 고혈압증 외에도 동맥경화증, 신경쇠약증, 신경성 심계항진 등에 효과가 있으며, 이 약제를 복용하면 기가 진정되고, 혈압이 안정된다.

노인성 고혈압에 좋은 팔미지황원

숙지황 6g, 산수유, 산약 각 4g, 택사, 복령, 목단피 각 3g, 육계, 부자 각 1g

고혈압증으로 피로하기 쉽고 얼굴색이 안 좋으며 하지가 붓고 요통, 야간다뇨, 갈증 등의 증상이 나타나는 신성 고혈압과 내분비성 고혈압에 적합하다. 하복부의 경련과 무력증, 요통과 소변감소, 요폐(尿閉), 심한 구갈, 피로가 심한 때 효과가 있다. 수족의 지각마비와 보행곤란, 수족냉증에도 좋다. 이 처방은 허약체질자의 보제인 동시에 치료제이다. 이 처방은 특히 노인성 고혈압에 좋다.

부기가 빠지며, 혈압이 안정되는 방기황기탕

방기, 황기 각12g, 백출 8g, 감초 6g

피부색이 희고 땀을 많이 흘리며 잘 붓는 비만형 여성으로 고지혈증과 무릎 통증이 있는 사람에게 적당하다. 냉방장치가 된

사무실에서 근무하는 여성으로서 고혈압증을 가진 경우에는 방기황기탕에 월비가출탕을 같이 쓴다.
 이 처방을 따르면, 소변의 양이 많아지고 부기가 빠지며, 혈압이 안정된다.

고혈압 환자에게 좋은 칠물강하탕

당귀, 천궁, 백작약, 숙지황 각 5g, 황기, 황백 각 2g, 조구등 3g

 혈압강하제를 복용해도 혈압이 내려가지 않고, 최저혈압이 높은 신(腎)경화증이 있는 고혈압 환자에게 효과가 좋은 처방이다. 몸이 허약해서 언제나 피곤하며, 귀울림증, 단백뇨가 있는 고혈압 환자와 흔히 고혈압증에 수반되는 증세, 안면 홍조증, 두통에 효과가 있다.
 이 처방은 사물탕(四物湯)에다 조구등, 황백, 황기 등의 세 가지 약재를 더한 한방약으로 고혈압에 효과가 크다.

폐경기에 일어나는 고혈압에도 효과가 있는 도인승기탕

도인유첨 10개, 계심, 망초 각 8g, 대황 12g, 감초 4g

 이 처방은 안면 홍조증상이 있는 여성으로서 여드름이나 기미 등이 잘 생기며, 눈이 잘 충혈되고 월경불순이 있거나, 변비, 불면, 정신불안, 신경증세 등이 있는 고혈압증을 위한 처방이다. 그 외에 동맥경화증, 갱년기장애, 하지관절의 류머티스 등과 여성의 폐경기에 일어나는 고혈압에도 효과가 있다. 계속 복용하면 차츰 머리가 맑아지며, 어깨가 뻐근한 증세가 풀리면서 혈압이 안정된다. 복용 후 3일쯤 되었을 때 월경이 다시 시작되는 일이 있다.

저혈압증 및 동맥경화에 효과가 좋은 당귀작약산

백작약 10g, 천궁, 택사 각 6g, 당귀, 적복령, 백출 각 3g

고혈압증 외에 저혈압증 및 동맥경화증, 월경이상, 갱년기장애 등에 효과가 크다. 얼굴빛이 좋지 않고 잘 부으며, 빈혈 또는 수족냉증이 있고, 혈압변동이 많은 사람, 여성으로는 생리불순, 월경곤란증, 설사가 잦은 사람에게 좋다. 복용 후 부기가 해소되고 머리가 맑아지며, 혈압이 안정된다. 이 처방을 복용할 때 위에 부담이 될 때는 적은 양의 청주나 약주와 함께 복용하면 좋다.

고혈압으로 중증 환자에게 좋은 가미시호계지모려탕

시호, 반하, 백복령, 계지, 백작, 황령, 용골, 모여무, 인삼, 조구등, 황연, 대황, 감초 오래된 고혈압으로 중증 환자에게 차도가 생긴다.

혈압을 잡아주는 특효 가미희첨산

희첨주증구신, 시호, 반하, 백복령, 황령, 백작, 계지, 용골, 대황, 혈실, 인삼, 감초

본태성고혈압증 환자로 청년시절부터 과음, 호색으로 중증환자인데 최고혈압 180mm에서 220mm가지 상승했던 환자가 복용하고 특효를 본 실례가 있다.

신경성 고혈압증에 효과가 있는 가미귀비탕

백복신, 원육, 향부자, 당귀, 백구, 맥문동, 유소인묘, 원지, 석창포, 내복자, 황영, 감초, 편자, 대황

신경성 고혈압증에 효과가 있다. 그 외에도 청혈도담탕과 성향정기산을 적절히 가감하여 사용하면 좋은 결과가 있을 것이다.

단방의 효과 살펴보기

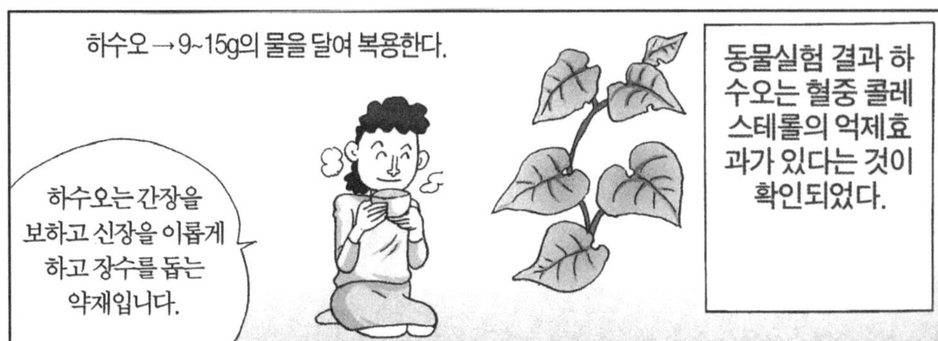

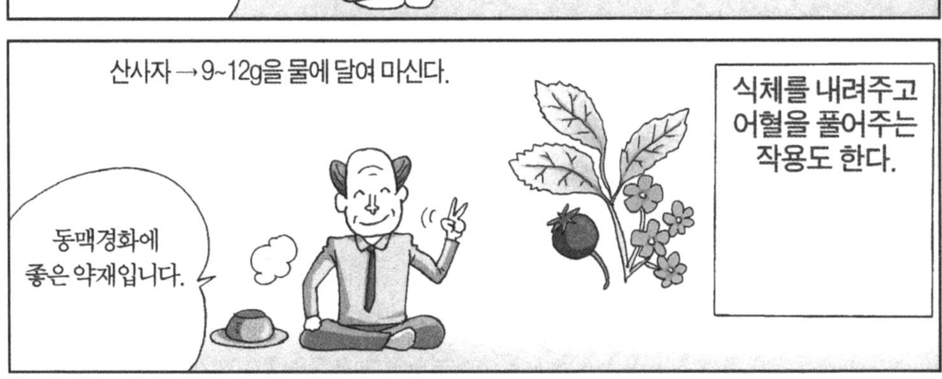

콜레스테롤의 억제효과가 있는 하수오(何首烏)

9~15g의 물을 달여 복용한다.

하수오는 간장을 보하고 신장을 이롭게 하며, 양혈(養血)과 거풍(祛風)의 효능이 커 장수를 돕는 약재로 알려져왔다. ≪본초강목≫에 "하수오는 기를 더하고 근골을 튼튼하게 해주며, 흰머리를 검게 하는 자양약으로, 지황이나 천문동보다 좋다." 고 하고 있다.

하수오의 작용기전은 지방질의 흡수를 감소시키고, 흡수된 지방질을 전환시켜 혈관 침착을 감소시키는 외에 우리 몸의 기

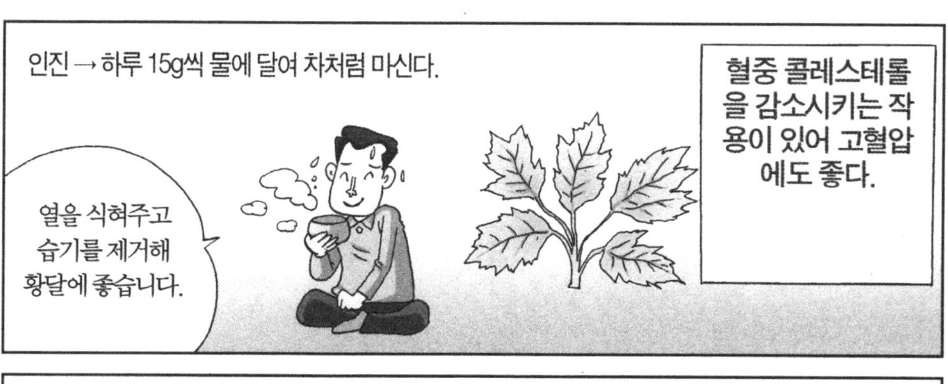

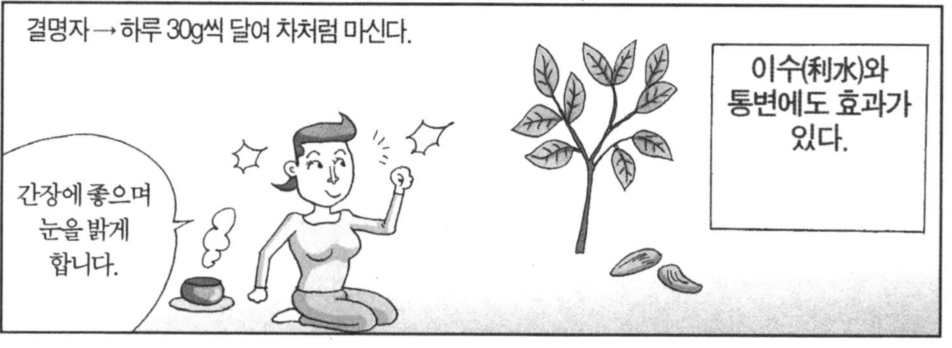

를 돋워주고 심폐기능을 양호하게 하는 등 여러 가지 작용을 한다. 동맥경화를 예방하는 데도 효과가 크다. 동물실험 결과 하수오는 혈중 콜레스테롤의 억제효과가 있다는 것이 확인되었다.

관상동맥경화, 심장병, 고혈압을 개선하는 포황(浦黃)

생포황 추출액 30g을 물에 달여 하루 3회씩 나누어 복용한다.

포황은 열이 많은 피를 식혀주고 지혈을 하며, 혈류를 원활하게 하고 어혈을 풀어준다. 포황은 고지혈증 환자의 혈중 콜레스테롤을 감소시키고 고밀도지단백(HDL)을 높이며, 관상동맥 경화, 심장병, 고혈압을 개선하는 효과가 크다.

동맥경화증을 경감시키는 여정실(女貞實)

6~12g을 물에 달여 복용한다.

여정실은 간장과 신장을 보해주며 허리와 무릎을 강하게 해준다. 임상에서 여정실 단방을 사용해 콜레스테롤과 중성 지방을 감소시킨 사실이 확인되었다. 동맥경화증을 경감시킨다.

어혈, 종기, 통증해소 작용을 하는 전삼칠(田三七)

생삼칠가루를 매일 3~9g(1회 1~3g) 복용하면 좋다.

전삼칠은 삼칠, 삼삼칠(蔘三七), 금불환(金不換), 전칠(田七) 등의 여러 명칭으로 불리는 약재로, 지혈작용과 함께 어혈, 종기, 통증해소 작용을 한다.

혈류를 원활하게 하는 홍화(紅花)

3~9g을 물에 달여 복용하며, 임신부는 복용에 신중해야 한다.

홍화는 혈류를 원활하게 해주고 어혈을 제거하며, 통증을 진정시키는 작용을 한다. 활혈화어약(活血化瘀藥)으로 많이 사용된다.

어혈을 풀어주는 산사자(山査子)

9~12g을 물에 달여 마신다.

산사자는 중성 지질의 혈관 침착을 막아주고 혈압을 내리며, 심박동을 원활하게 해주고 고지혈증에 효과가 커, 동맥경화에 좋은 약재이다. 식체를 내려주고 어혈을 풀어주는 작용도 한다.

고혈압에 좋은 약재 택사(澤瀉)

하루에 택사 30g을 물에 달여 차처럼 복용한다.

택사는 수분을 잘 배출시켜 습기를 제거하고 열을 내리는데 탁월하고, 혈중 콜레스테롤, 중성 지질을 감소시켜 동맥경화와 항지방간에 효과가 매우 크다. 그밖에도 혈당강화, 혈압강하, 관상동맥경화의 예방과 혈류량의 증가작용이 있어 고혈압에 좋은 약재이다.

《신농본초경》에 "오장을 이롭게 하고 기력을 돕는 약으로, 오래 복용하면 몸이 가벼워지고 얼굴에 윤기가 흐른다." 고 소개하고 있다. 그래서 노화를 억제하는 보약으로 많이 사용되고 있다.

뜸과 침치료의 효과는 무엇일까

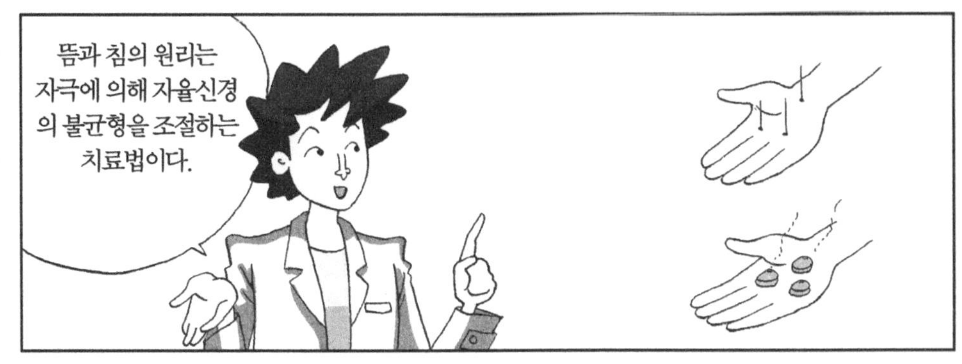

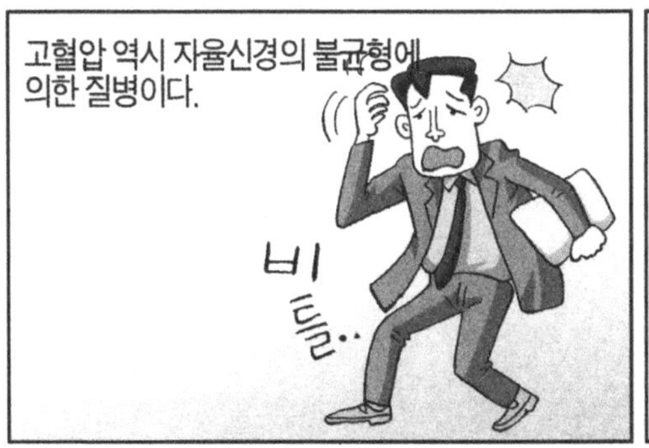

침과 뜸의 효과
기(氣) 혈(穴) 영(營) 위(衛)

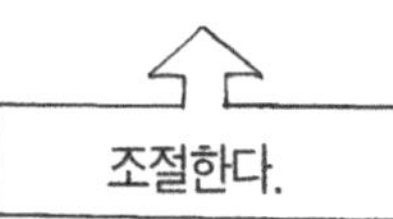

뜸〔灸〕과 침

뜸과 침의 원리는 자극에 의해 자율신경의 불균형을 조절하는 치료법이다. 고혈압 역시 자율신경의 불균형에 의한 질병이라고 할 수 있는데, 이런 입장에서 뜸과 침은 그 독특한 기능으로 고혈압의 원인 하나를 제거하는 효과를 지닌다고 할 것이다.

뜸은 우리 몸 안을 흐르는 생명의 에너지 기(氣), 혈(穴), 영(榮), 위(衛)의 부조를 조절한다. 또한 혈액의 순환이 좋아지게 하고 혈구 증가, 부신활동 촉진, 자율 신경의 작용 조절 등의

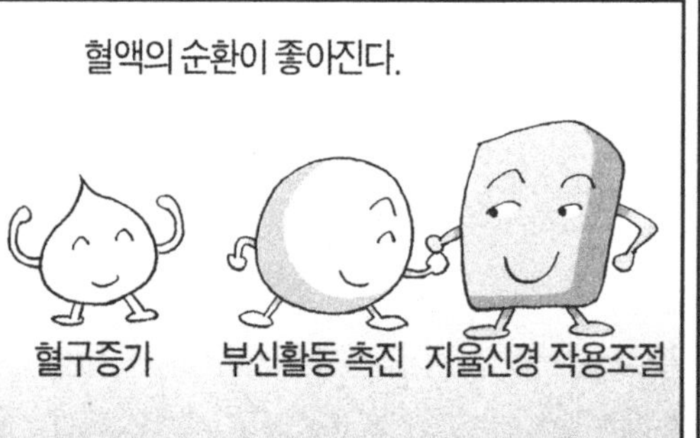

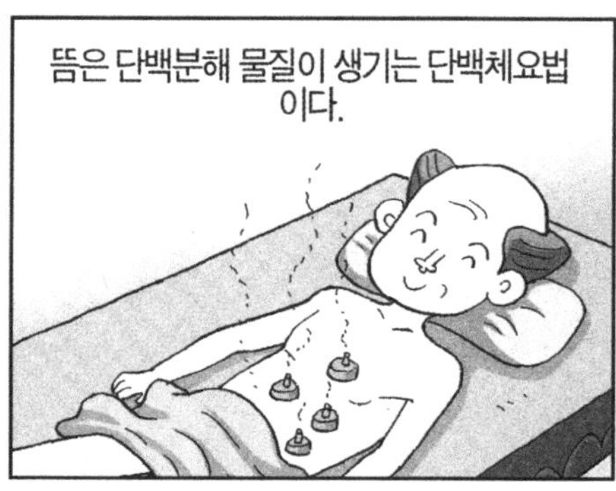

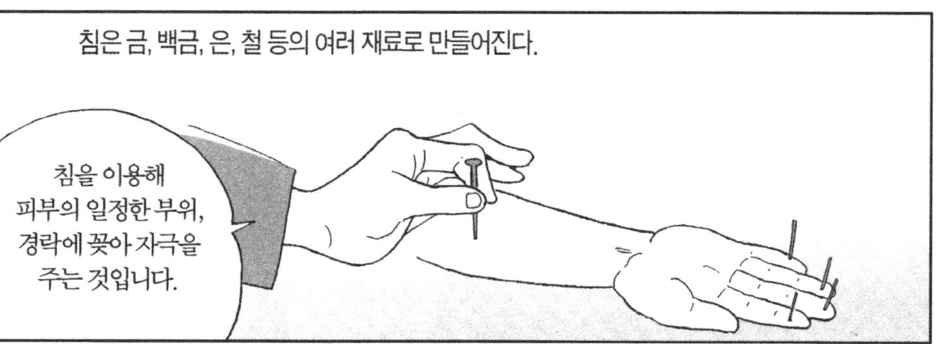

역할을 한다. 여기서 말한 '기'는 호흡이나 혈액순환을 유지하는 에너지, 곧 생체의 기본적 기능이다. '혈'은 혈액이나 체액 등의 기능을 한다.

'영'은 소화흡수를 위한 대사와 이에 의해 추출된 영양소를 말한다. '위'는 우리 몸의 질환에 대한 저항력 또는 보호물질로 맥관(脈管) 밖에 있다고 한다. 이들 네 가지 요소가 과부족 없이 몸 안에서 고루 작용하는 상태를 우리는 건강체라고 한다.

뜸은 말린 쑥 잎을 피부의 일정한 부위에 고정시킨 다음 불을

혈압강화를 위한
침 치료에서 80%이상의
성공률을 보인다는
보고도 있습니다.
침 치료도 좋은 효과가
있구나.
80%
12
9
3
6
침 시술을 할 때는 시행하기
전 10분이나 20분 정도 안정
하게 한 후에 시술합니다.
그런 다음 중 자극 또는 강 자
극으로 시술한다.

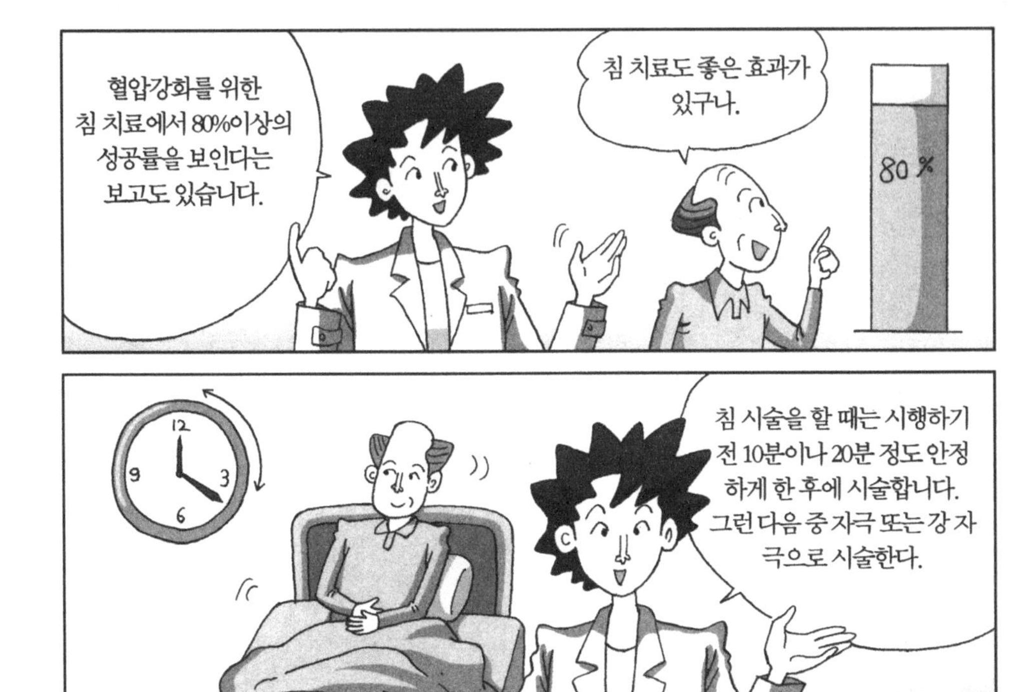

붙여 그 열로 피부를 자극하는 요법이다. 말린 쑥 잎이 타들어 가면서 피부에 가벼운 화상을 입게 되고, 여기에 단백분해 물질이 생기는 일종의 단백체요법이라고 할 수 있다.

침은 금, 백금, 은, 철 등 여러 재료로 만들어진 것들이 있는데, 이들 침을 이용해 피부의 일정한 부위, 곧 경락에 꽂아 자극을 준다. 침을 놓는 부위인 경락은 눈에 보이지 않는 생명의 순환선으로 신경선이나 내분비선과는 다르다. 우리 몸에 퍼져 있는 경락은 한의학에 의해 그 분포도가 만들어져 있다. 경락은 해부학적으로는 찾아볼 수 없는 동양의학, 한의학 특유의 것이다.

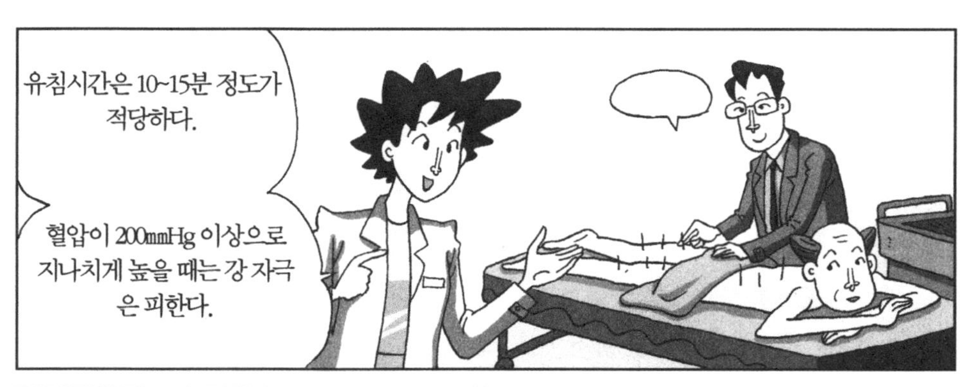

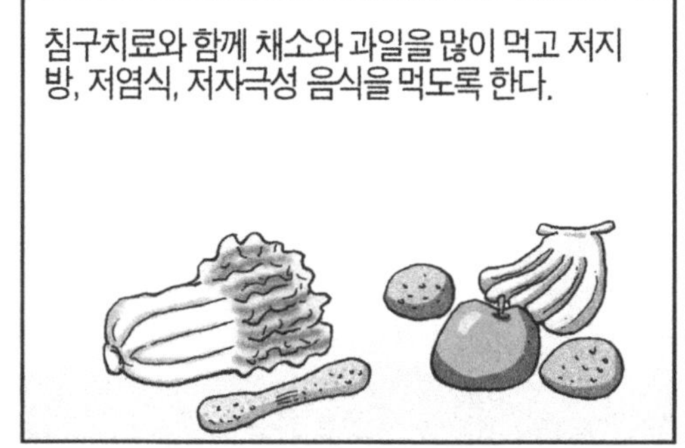

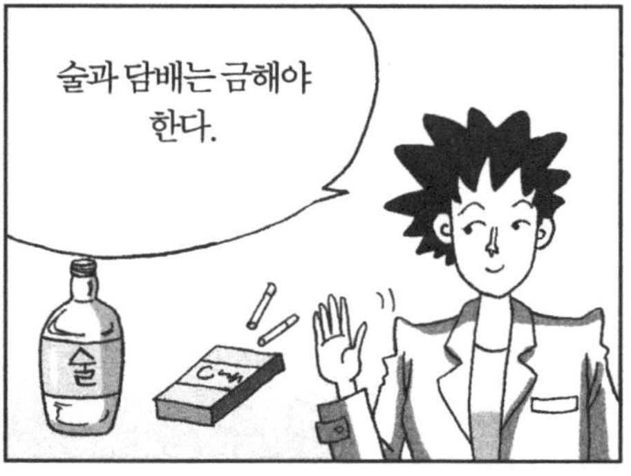

(1) 침시술의 방법

침치료는 교감신경과 부교감신경의 기능조절 및 중추신경계의 흥분과 억제과정에 관여하는 등 신경계통을 조절하고, 심근대사를 개선하며 소동맥을 확장시켜 혈압을 내린다. 이러한 침치료의 긍정적인 효과는 최근 혈압강하를 위한 침치료에서 80% 이상의 성공률을 보인다는 보고에서도 확인할 수 있다. 침으로 고혈압을 치료하기 위한 혈은 풍지, 곡지, 족삼리, 태충 등의 상용혈이 있고, 행간, 예풍 · 신문 · 삼음교, 태계, 양릉

천, 음릉천, 풍륭, 내관, 관원, 기해 등의 예비혈이 있다.

한의학에서는 우리 신체 표면 위에 자극을 주기 위해 침을 가지고 비비면서 또는 밀면서 삽입할 때의 모든 기술적인 방법을 자침법이라고 하며 자입(刺入)과도 같은 뜻이다. 이에는 작탁법(雀啄法), 염침법(捻鍼法), 유침법(留鍼法), 탄진법(彈振法) 등이 있다. 작탁법은 새가 모이를 쪼아 먹는 모습으로 근육내로 자입된 침을 상하로 움직인다. 염침법은 침을 일정한 깊이에까지 자입한 후 90~160° 정도로 손가락으로 잡고 회전시키는 법이다. 유침법은 작탁법과 염침법이 끝나면 자입한 침을 일정 시간 동안 그대로 놓아두는 것을 말한다. 탄진법은 자침한 후 자극을 위해 손끝으로 몇 번 튕겨주는 법이다.

혈에 침시술을 할 때는 시행하기 전 10~20분 정도 안정하게 한 후에 중자극 또는 강자극으로 시술한다. 그리고 유침(留鍼) 시간은 10~15분 정도가 적당하다. 혈압이 200mmHg 이상으로 지나치게 높을 때는 강자극은 피한다.

침구치료와 함께 채소와 과일을 많이 먹고 저지방, 저염식, 저자극성 음식을 먹도록 하고, 술과 담배는 반드시 금한다. 침술치료는 본태성 고혈압 증후에는 효과가 좋지만 2차성 고혈압에는 주의해야 한다.

⑵ 뜸 치료의 기원과 효과는 무엇인가

오랜 역사를 가지고 있는 뜸법〔灸法〕은 처음에는 뜸봉뜸만 있었다. 그러다 차츰 발달해 지금은 여러 가지 뜸법이 사용되고 있다. 뜸법에는 직접 피부 위에 뜸봉을 놓고 뜸을 뜨는 직접뜸과 소금, 마늘, 생강 등을 아래에 놓고 그 위에 뜸봉을 올려 뜸을 뜨는 간접뜸이 있다. 그리고 뜸은 직접뜸이나 간접뜸 모두 뜸쑥을 사용하고 있는데, 이것은 뜸치료가 단순하게 온열 자극뿐만이 아니라 약쑥에 의한 약리작용도 이용, 보다 큰 효과를 올리고 있음을 뜻한다. 뜸에 대한 종류로는 다음과 같이 자세히 설명해 볼 수 있다.

① 족삼리혈

무릎을 90° 로 굽혔을 때 무릎마디로부터 3치 내려가서 정강이뼈의 앞기슭으로 부터 바깥쪽으로 한 손가락 너비 되는 곳에 매해 봄마다 뜸을 한번에 3-5장씩 한 달 동안 뜬다.

② 고혈압점

발등쪽 첫째발가락과 둘째발가락 사이를 따라 발목쪽으로 올라가면서 제일 높은 뼈마디를 지난 다음 우묵한 곳에 팥알 크기의 뜸봉으로 한번에 3-5장씩 10일 동안 뜬다.

뜸 법에는 직접 피부에
뜸 봉을 놓고 뜸을 뜨는
직접 뜸이 있고
소금, 마늘, 생강 등을 아
래에 놓고 그 위에 뜸 봉
을 올려 뜸을 뜨는 간접
뜸이 있다.

뜸은 모두 뜸쑥을 사용한다.
효과
온열자극
약리작용
저는 뜸으로 많은
효과를 보았어요.

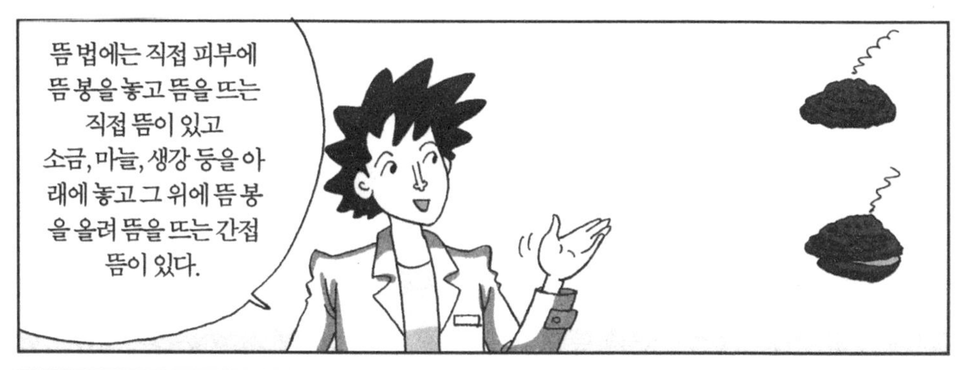

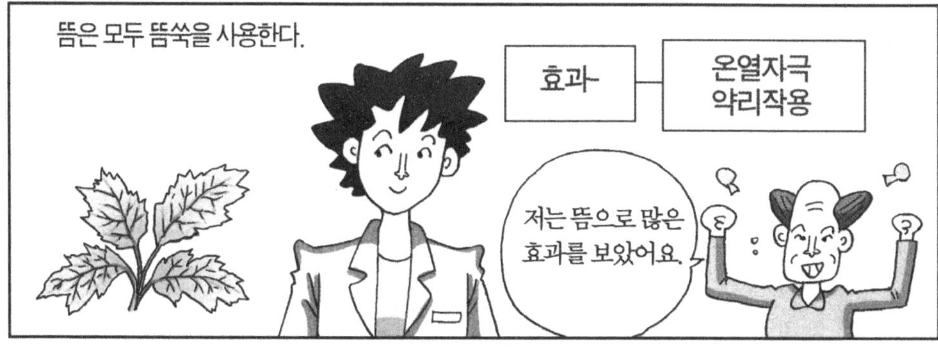

혈관 및 혈압에 미치는 영향은 다음과 같다. 뜸을 뜨면 초기에는 반사적으로 혈관이 줄어들고 다음에는 늘어난다. 뜸자극으로 피부세포에 생긴 아세틸콜린, 히스티아민 등은 혈관확장작용과 혈관벽의 투과성을 높이는 작용을 하며, 중간대사 산물로 생긴 아데닐산 및 그 유도체인 아데노신 등은 모두 국소적으로 혈관확장 작용을 한다.

곧 뜸을 뜨면 혈압의 동요가 일어나는데 뜸과 혈압의 동요시간 관계를 보면, 뜨거움을 느끼는 동안에는 혈압이 올라가고 뜨거운 자극이 없어지면 혈압이 내려간다. 연구결과 적절한 뜸

연구결과 적절한 뜸 치료는 혈관을 확장하는 기능이 크고 혈액순환을 촉진하는 효과가 있다는 사실이 드러났다.
고혈압 치료에 효과가 있습니다.
연구실
○○연구실
고혈압증은 두통, 불면증, 귀 울림, 불안, 건망증, 피로감, 호흡곤란, 가슴이 답답한 증상 등이 나타난다.
이 같은 증세들은 뜸 치료의 결과 호전이 되었다는 임상보고가 있었습니다.

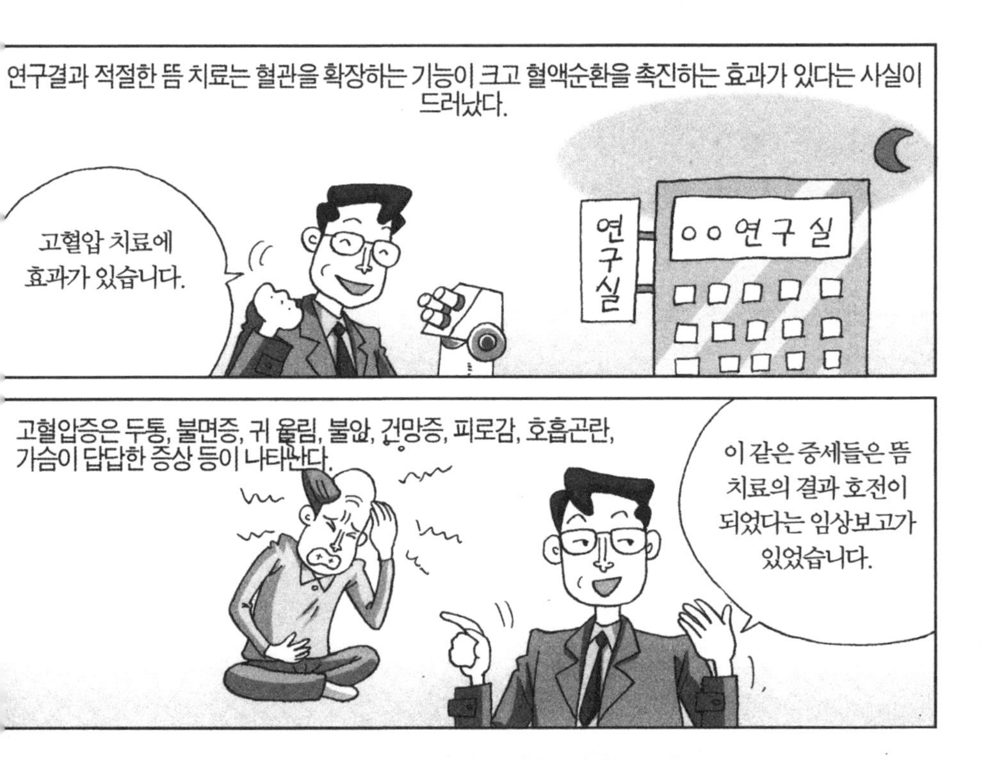

치료는 혈관을 확장하는 기능이 크고 혈액순환을 촉진하는 효과가 있어, 고혈압 치료에 유용하다는 사실이 드러났다. 침뜸요법의 중요혈로는 견정, 풍지, 천주, 백회, 곡지, 족삼리, 삼음교, 태충 등이 있다. 방법으로는 다음과 같은 것들이 있다.

첫째, 뜸치료에는 백회, 신주, 기해혈이나 관원, 족삼리혈 또는 수삼리혈에 팥알 크기의 뜸봉으로 뜸을 뜨는데, 10일 동안을 한 치료주기로 한다.

둘째, 풍지, 견정, 고황, 곡지, 수삼리, 족삼리혈에 매일 팥알 크기의 뜸봉으로 뜸을 뜨는데, 7일 동안 뜨고 일주일을 쉬고

다시 뜸을 뜬다. 그리고 간유, 비유, 신유 ·중완, 곡지, 수삼리, 부류혈에 같은 방법으로 뜸을 뜬다.

셋째, 엄지발가락 발바닥 쪽 발가락 관절 중간에 팥알 크기의 뜸봉으로 5~7일 동안 뜸을 뜬다. 그리고 족삼리혈에 콩알 크기의 뜸봉으로 30일 정도 뜸을 뜬다.

고혈압증은 자각증상이 없는 경우도 있다. 그러나 많은 경우 두통, 불면증, 귀울림, 불안, 건망증, 피로감, 심계항진, 심장부의 압박감, 호흡곤란, 가슴이 답답한 증상 등이 나타나고, 어깨결림, 변비, 팔다리 저림증, 협심증, 부정맥, 다리 부종, 야뇨증 등이 발생할 수 있다. 그러한 증세들이 위의 뜸치료의 결과 호전되었다는 임상보고가 있다.

기공수련을 통한 조화로운 순환

기공요법은 기공수련을 통해 경락을 소통시키고 기혈을 조화시킴으로써 온몸에 정기를 충만하게 하여 효과를 거둔다. 기공은 많은 임상을 통해 고혈압, 동맥경화증, 심장병, 천식, 신경쇠약 등 성인병에 특효가 있음이 입증되었다. 기공은 조심(調心), 조신(調身), 조식(調息)의 기본요소로 이루어져야 한다. 이를 기본으로 하여 고혈압환자로서 취해야 할 기공수련의 기본자세는 다음과 같다.

첫째, 마음을 안정시킨다.

둘째, 몸을 편안하게 한다.

셋째, 숨을 고르게 한다.

넷째, 움직임〔動〕과 멈춤〔靜〕을 잘 조화시킨다.

다섯째, 연공(練功)과 양생(養生)을 아울러 도모한다.

여섯째, 의〔意 : 의식 또는 혼(魂)과 기(氣)〕가 의지하여 서로 어긋나지 않도록 한다.

일곱째, 증후에 따라 변증(辨證)된 적합한 연공법을 택해 수련해야 한다.

여덟째, 순서에 따라 점진적으로 공(功)을 이루어나가야 한다.

조급한 마음으로 빠르게 공력을 쌓으려 하면 오히려 부작용이 생기기 쉽다.

이러한 사항을 파악하며 기공수련을 마치게 되면 인체에는 다

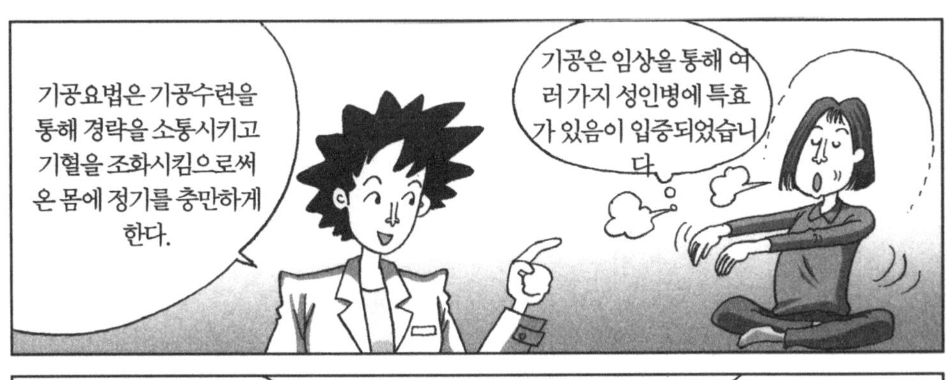

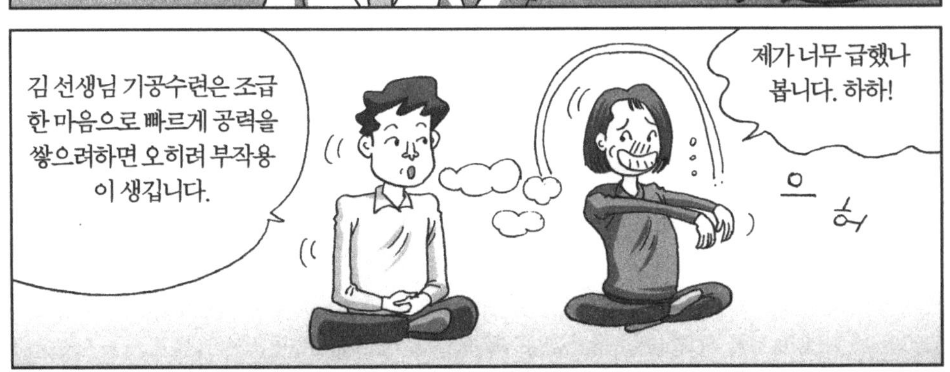

음과 같은 효과가 발생한다.

첫째, 중추신경계통에 대한 조절작용을 한다.

둘째, 심근의 산소소모를 줄이고 좌심실의 기능을 개선한다.

셋째, 심장병 발병률을 감소시킨다.

넷째, 혈액순환을 원활하게 한다.

다섯째, 지질대사를 조절하며, 고밀도지단백을 증가시키고 당질대사 개선의 효과가 있다. 연공할 때에는 다음 사항에 주의해야 한다.

첫째, 전문가의 지도를 받아야 한다.

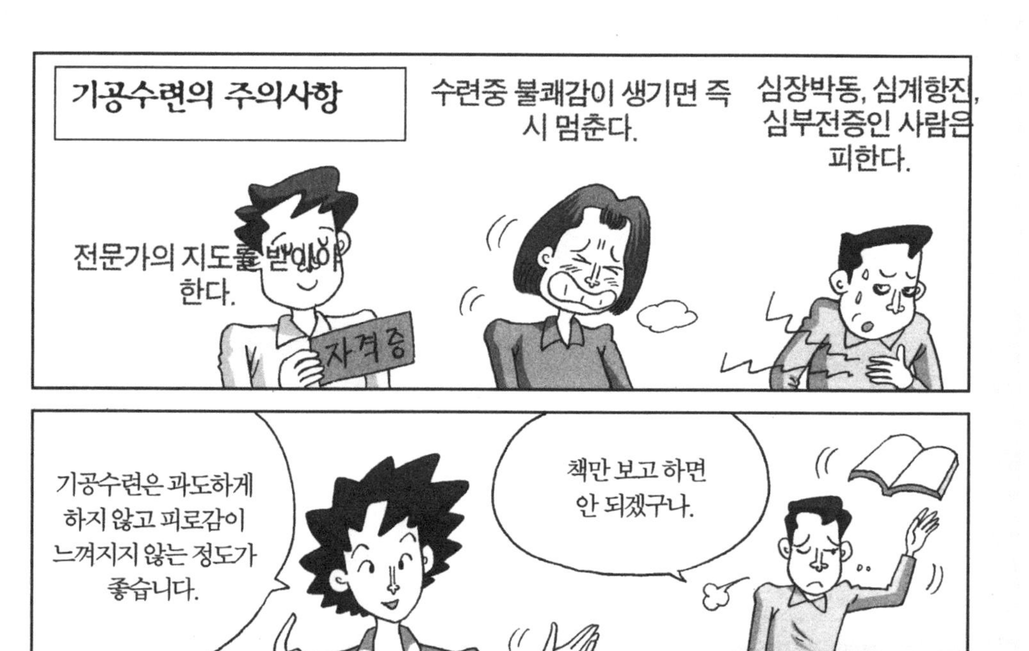

둘째, 수련 중 불쾌감이 생기면 즉시 멈춘다.

셋째, 심장박동, 심계항진, 심부전증인 사람은 피한다.

넷째, 과도하게 하지 않는다. 피로감이 느껴지지 않는 정도가 좋다.

체질을 통한 고혈압 치료방법

이상적인 고혈압 치료법은 사상체질의 특성을 구분하여 치료하는 것이 가장 이상적이다.

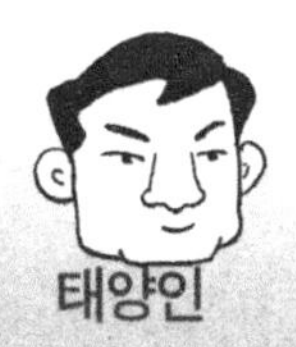

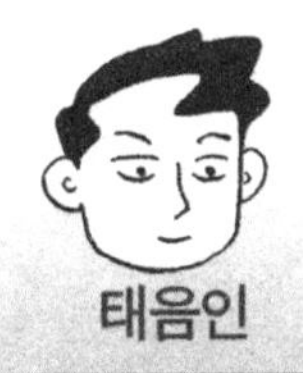

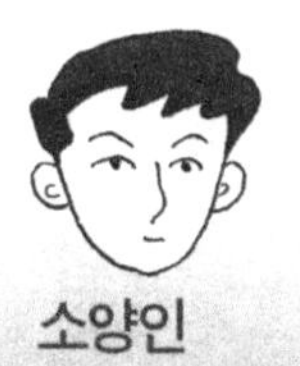

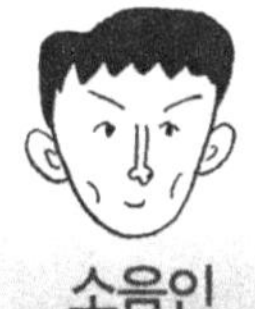

사상체질도 치료 시에는 팔상체질로 나누기도 한다.

열태양인	한태양인	열소양인	한소양인
열태음인	한태음인	열소음인	한소음인

사상체질의학은 이제마(李濟馬)가 《동의수세보원(東醫壽世保元)》에서 수립한 체계이다. 체질의학에서는 태양인, 태음인, 소양인, 소음인의 네 가지로 분류한다. 그러나 치료 시에는 각 사상체질에 열(熱)과 한(寒)의 온도에 따라 나누어 열태양인, 한태양인, 열태음인, 한태음인, 열소양인, 한소양인, 열소음인, 한소음인 등 팔상체질로 나누기도 한다.

사상체질로 질병을 분류하면 먼저 태양인은 고혈압 발생률이 1.1%대로 극히 낮으며, 중풍 발생은 거의 없다고 해도 좋을 정도이다.

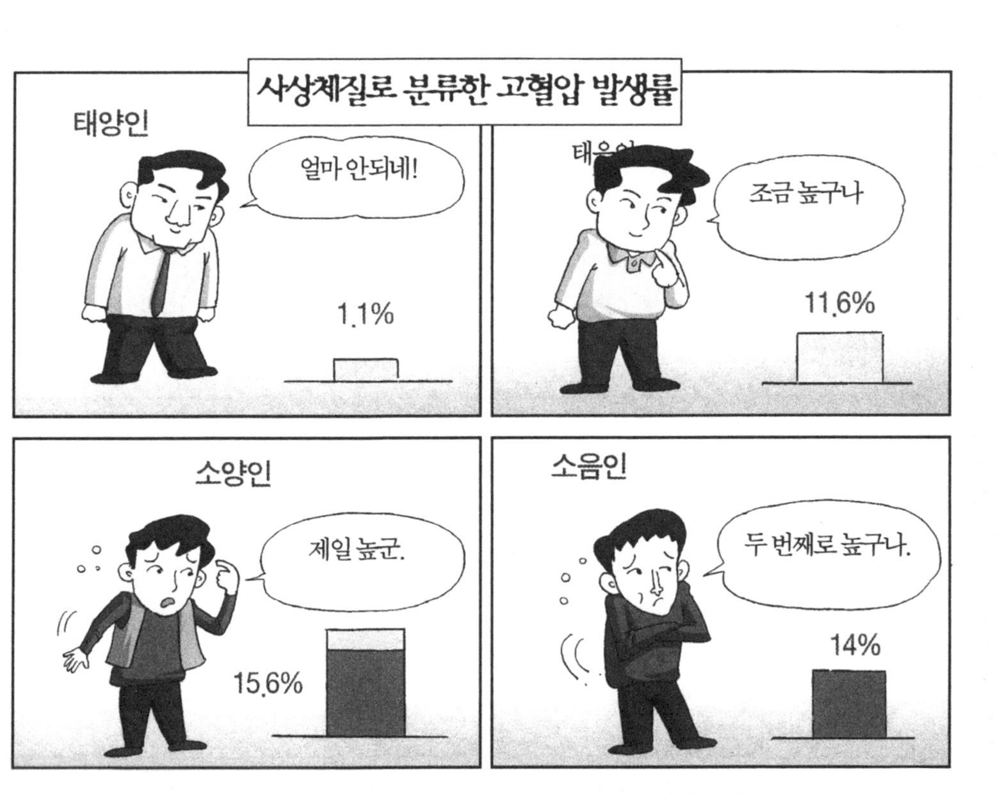

태음인의 경우는 고혈압 발생률이 11.6%대로, 이에 대한 처방으로는 청폐사간탕, 청심연자탕, 우황청심환 등이 있다.

소양인의 경우 고혈압 발생률이 15.6%대로, 이에 대한 처방으로는 양격산화탕, 지황백호탕, 형방지황탕, 독활지황탕 등이 있다. 소음인의 경우 고혈압 발생률이 14%대로, 이에 대한 처방으로는 성향정기산, 십이미관중탕, 소합향원, 정기천향탕, 향부자팔물탕), 궁귀총소이중탕 등이 있다.

양생요법과 정신요법

태을진인의 〈양생칠금문〉
한방고유의 양생법은 고혈압치료에 좋은 효과가 있다고 전해온다.
말소리를 적게 하고 소리를 낮게 하여 내기를 기른다.
색과 욕심을 경계하여 정기를 기른다.
맛있는 음식이라도 적당히 먹어 생기를 기른다.
침을 많이 뱉지 않아 장기를 기른다.
꿀꺽

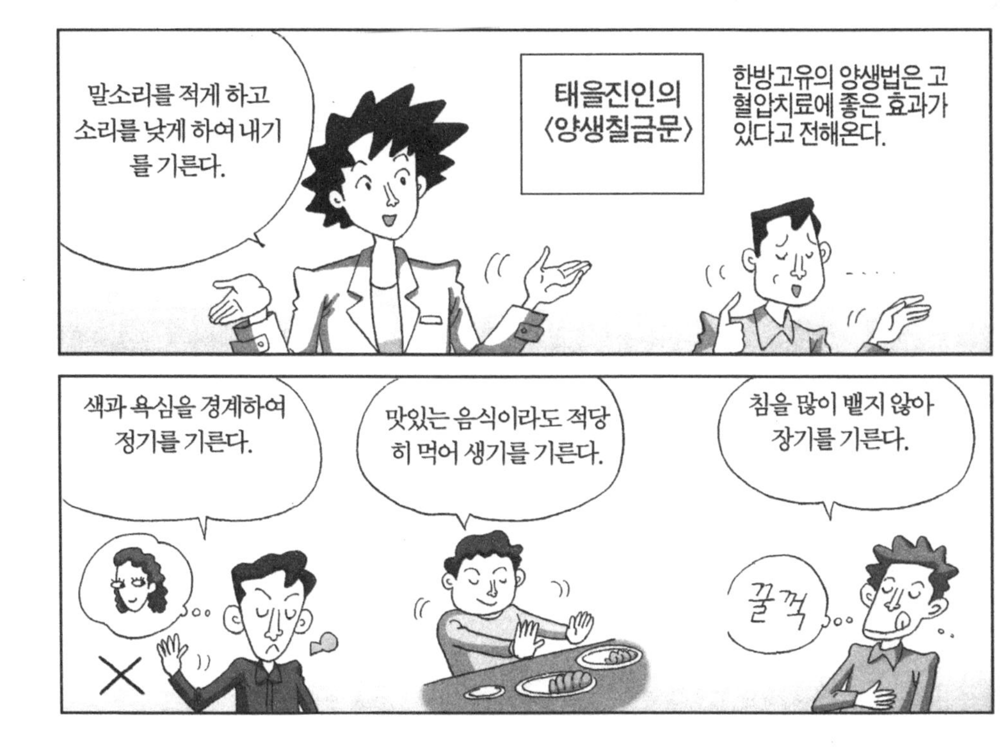

고혈압환자는 대부분 화를 잘 내고 흥분 잘하는 사람이 많으며, 혈압이 오르고 내림에 따라 일희일비하고 비관하거나 불안해하는 사람이 많다.

고혈압은 장기간의 불안이나 긴장으로 발생하고 또 악화되기 때문에 무엇보다 정신적 안정이 중요하다. 중증 고혈압의 치료와 예방에도 정신안정은 필요하다. 가정에 불화가 있거나 다른 불안한 문제가 있으면 그 문제를 먼저 해결하고 의사와 상담을 하거나 전지요양을 하도록 한다.

예로부터 양생법은 무서운 성인병의 하나인 고혈압 치료를 위

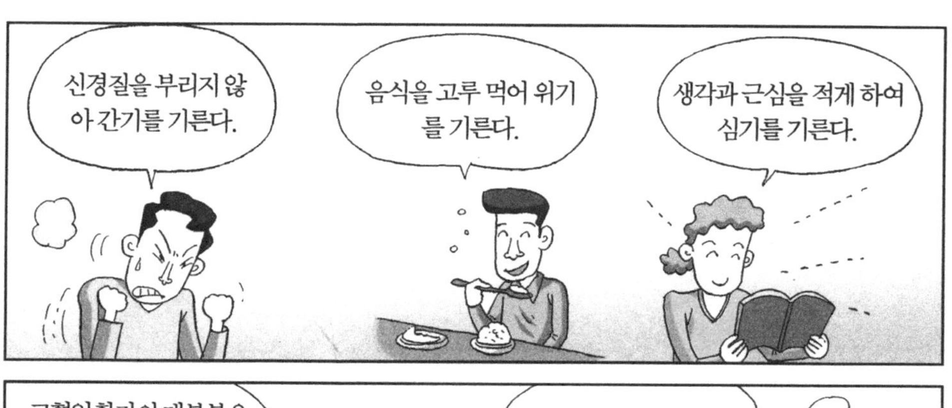

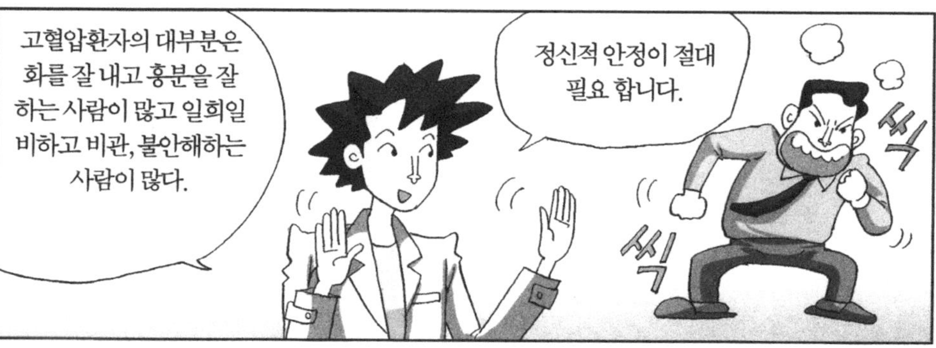

한 좋은 치료법으로 전해오고 있다. 《양성서(養性書)》에 양생법은 정(精), 기(氣), 신(神)을 잘 보전하고, 정을 소비하지 않고, 기와 신을 상하게 하지 않는 것이라고 소개하고 있다. 도가의 기본 법칙이다.

다음에는 한방 고유한 양생법의 하나인 태을진인의 〈양생칠금문〉을 살펴보기로 한다.

첫째, 말을 적게 하고 또한 소리를 낮게 하여 내기를 기른다〔少言語 養內氣〕.

둘째, 색과 욕심을 경계하여 정기를 기른다〔戒色慾 養內氣〕.

셋째, 맛있는 음식일지라도 적당히 먹어 생기를 기른다〔薄滋味 養內氣〕.

넷째, 침을 많이 뱉지 않아 장기를 기른다〔嚥律液 養內氣〕.

다섯째, 신경질을 부리지 않아 간기를 기른다〔莫瞋怒 養內氣〕.

여섯째, 음식을 고르게 먹어 위기를 기른다〔美飮食 養內氣〕.

일곱째, 생각과 근심을 적게 하여 심기를 기른다〔少思慮 養內氣〕.

고혈압의 치료, 음식

고혈압에 대한 한방요법에서 식사요법이 중요한 것은 '치료와 음식은 같은 근원(醫食同源)', '약과 음식은 하나(藥食一如)' 라는 말에서도 확인되는 바이다. 다음에 고혈압의 한방치료에서 약과도 같은 식품들을 들어본다.

(1) 고혈압에 좋은 식품

단백질의 공급원 콩

콩은 단백질의 공급원으로서 쇠고기나 닭고기에 못하지 않다. 콩에는 단백질이 17~24% 들어 있고, 지방은 불포화지방산으로 86~87%가 들어 있는데, 콩의 지방산에는 콜레스테롤이 없다. 그뿐 아니라 칼륨, 인, 철, 칼슘 등의 미네랄이 함유되어 있으며, 비타민, 특히 비타민 E가 들어 있기도 하다. 그리고 콩(大豆)의 성분 가운데 레시틴과 사포닌은 고혈압에 아주 좋은 영향을 미친다. 레시틴은 콜레스테롤을 유화시켜 혈행을 좋게 하며, 사포닌은 지방의 분해와 합성의 억제에 강력한 작용을 한다.

혈압을 내리는 냉이

냉이는 이른 봄에 나는 어린 싹을 이용해 나물을 무쳐먹거나

醫食同源
〈치료와 음식은 같은 근원이다〉
藥食一如
〈약과 음식은 하나다〉
고혈압에 식사요법이
중요하다는 뜻입니다.

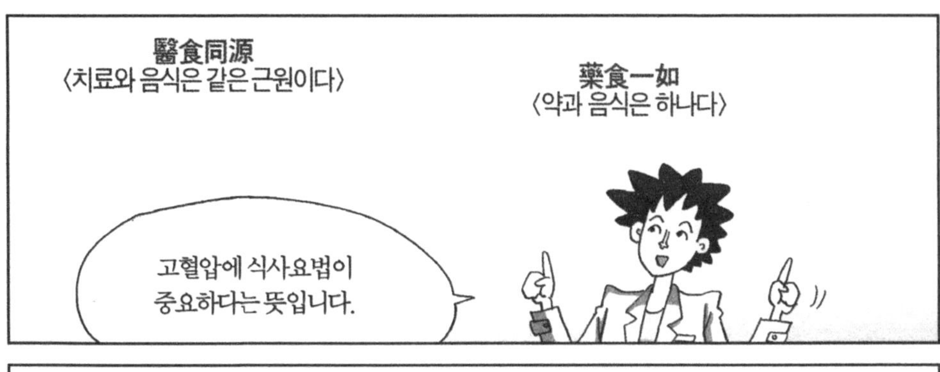

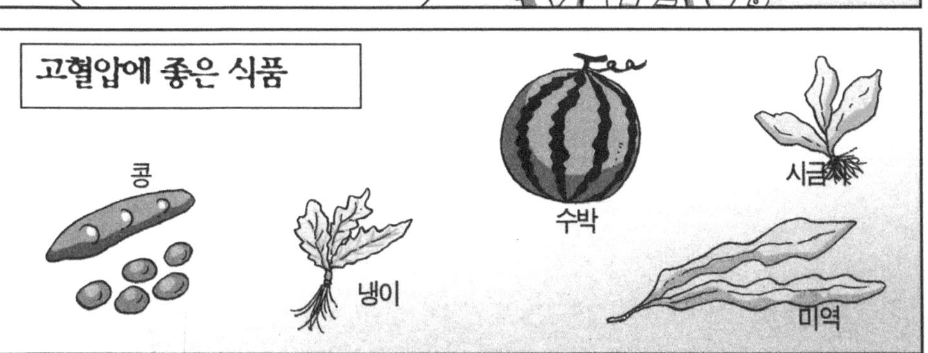

국을 끓여 먹는다. 한약재로도 이용되는 냉이〔제채(薺菜)〕는 혈압을 내리는 성분을 함유하고 있어 고혈압, 안저출혈에 냉이 15g, 목한련 12g을 함께 넣고 물을 붓고 하루 3회 복용한다.

고혈압증으로 인한 변비, 두통, 안면 홍조에 좋은 시금치

맛이 달고 성질이 차며 무독하다. 시금치는 단백질, 지방, 칼슘, 인, 철, 카로틴 등 많은 영양소를 함유하고 있어 오장을 이롭게 하고 혈맥을 원활하게 해주며, 만성 변비, 고혈압, 치질, 당뇨병 등에 좋다. 고혈압증으로 인한 변비, 두통, 안면 홍조,

바나나
감
사과
전복
껍질은 한약재로 쓰입니다.

우엉
영지
영지는 성질이 온화하며 독이 없습니다.

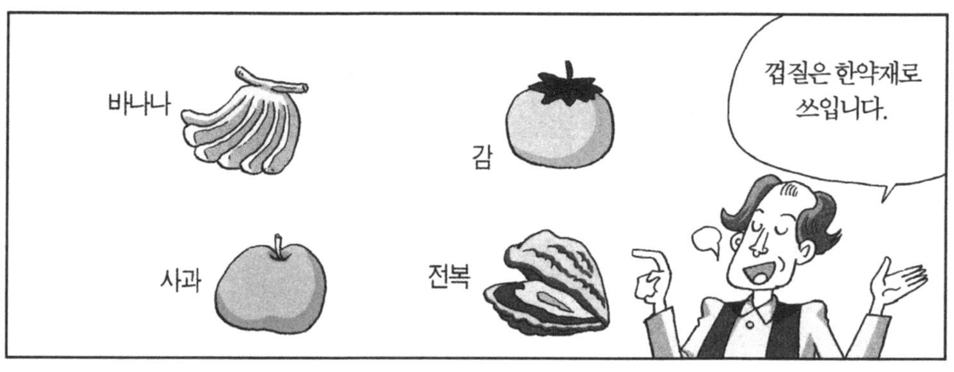

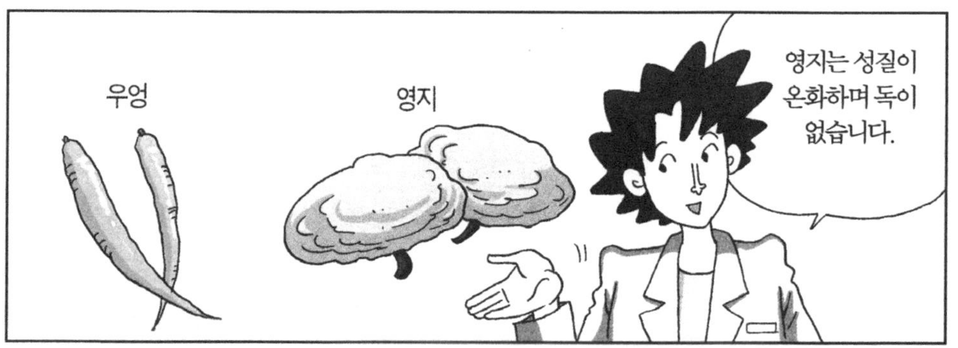

눈의 피로에 신선한 시금치를 무쳐 250~300g을 하루 2회 먹으면 효과가 있다.

혈압을 내리는 미역

미역에는 미네랄과 비타민, 요오드 등이 풍부하게 들어 있다. 관상동맥경화증, 심장병, 고혈압 등에 예방효과가 크고, 혈압을 내리는 작용도 강력해 고혈압 환자에게 좋은 식품이다.

이뇨작용이 좋은 수박

수박은 수박 속, 즙, 씨앗, 껍질 등 모두가 약으로 쓰이며, 맛이 달고 성질이 서늘하며 독이 없다. 수박은 더위를 식히는데 아주 좋으며, 이뇨작용이 있어 고혈압은 물론 신장염, 관상동맥경화증 등의 심장병에 효과가 크다.

어혈을 제거하고 장을 부드럽게 하는 복숭아

도인(桃仁)이라고 하는 복숭아씨는 한약재로 쓰인다. 꽃잎, 복숭아나무의 진도 약용으로 이용된다. 복숭아는 그 맛이 시고 달며 성질이 온화하다. 도인은 어혈을 제거하고 장을 부드럽게 하며 진해작용이 있다.

고혈압으로 인한 변비나 두통에 도인 10g, 결명자 10g을 달여 하루 2회 찻잔으로 하나씩 복용하면 좋다.

중풍을 예방하는 바나나

바나나는 파초과로 맛이 달고 성질이 차고 독이 없다. 단백질, 회분, 타닌이 함유되어 있는 바나나에는 혈압강하작용이 있다. 고혈압 환자는 바나나 50g을 달여 먹으면 효과가 있고, 바나나 꽃을 달여 먹으면 중풍을 예방할 수 있다.

혈압강하작용을 하는 감

감은 맛이 달고 떫으며, 성질은 차고 독이 없다. 자당, 과당, 포도당이 많이 함유되어 있고, 신선한 감에는 요오드가 많이 들어 있다. 한방에서는 곶감, 시상(柿霜 - 곶감에 돋는 하얀 가루), 시칠(감즙)을 약으로 쓴다. 감즙에 함유되어 있는 탄닌 성분과 감잎에서 추출되는 플라보노이드는 혈압강하작용을 하고, 관상동맥경화, 심근경색 등에도 좋다. 그리고 고혈압이나 심장병에는 생감을 즙을 내어 마시면 효과가 높고 중풍을 예방할 수 있다.

콜레스테롤을 내려주는 사과

사과는 혈중 콜레스테롤 값을 저하시키고 혈당을 감소시키는 효능이 있다. 한방에서는 사과가 심장을 보하고, 기를 돋우며, 진액을 만들고 갈증을 풀어주며, 비위를 튼튼하게 한다고 보고 있다. 고혈압, 심장병 환자가 사과를 하루 1~2개 정도를 지속적으로 먹으면 좋은 효과를 얻을 수 있다.

고혈압 환자의 영양식품 전복

바다 속에 사는 연체동물 전복은 그 껍질을 석결명(石決明)이라 하는데 한약재로 쓰고, 살은 먹는다. 전복 살은 단백질, 지방, 미네랄 등이 풍부한 영양식품이며, 석결명은 눈을 밝게 하고 각종 임증(淋症)에 대한 치료제로 쓴다. 고혈압 환자의 안저 출혈 합병증에는 석결명 10g, 감국 6g, 결명자 10g을 달여 매일 1회 지속적으로 복용하면 효과가 크다.

혈액순환을 촉진하는 우엉

우엉의 뿌리는 맛이 달고 성질이 차며 무독하고, 열매에는 지방유, 스테아르산, 팔미트산, 비타민 B1 등이 함유되어 있다. 씨는 열을 식히고 해독작용을 하며, 이뇨, 배뇨 작용을 하고, 신진대사와 혈액순환을 촉진한다. 고혈압이나 동맥경화에는 뿌리로 죽을 쑤어 먹으면 효과가 크고, 중풍을 예방할 수 있다.

(2) 고혈압에 도움이 될 약차

혈관관계의 병에 좋은 감식초

감식초는 지방이 합성되는 것을 억제하고 체내의 과다한 지방을 분해시키는 작용을 한다. 그러므로 감식초를 장복하면 과다한 지방이 원인인 각종 성인병과 다이어트에 도움이 된다. 감의 약성은 비타민C와 탄닌산으로부터 온다. 비타민C는 인체세포조직을 튼튼하게 해주는 콜라겐(Collagen) 합성에 관여하여 괴혈병을 방지하므로 인체의 면역성을 강화시켜 준다. 탄닌산은 점막표면조직의 수렴작용을 통해 배탈과 설사를 멎게 하며 인체조직의 출혈을 억제한다.

그러므로 감은 고혈압, 심장병 등 혈관계, 순환계 질병에 효과가 있고 폐결핵, 기관지 확장, 폐종양을 비롯한 각종 종양, 자궁출혈, 치질 등의 치료와 예방에 유효하다. 감식초는 하루 2-3회 소주잔으로 반잔씩 그냥 마신다. 갈증이 심할 때나 변비가 있을 때는 생수나 꿀물, 과일즙 등에 타서 마시는 것도 효과가 있다.

칼슘이 많은 감잎차

감잎에는 여러 영양소가 많지만 그 중에서도 비타민 C가 많다고 알려진 레몬의 약 20배 분량이다. 괴혈병, 빈혈, 고혈압에

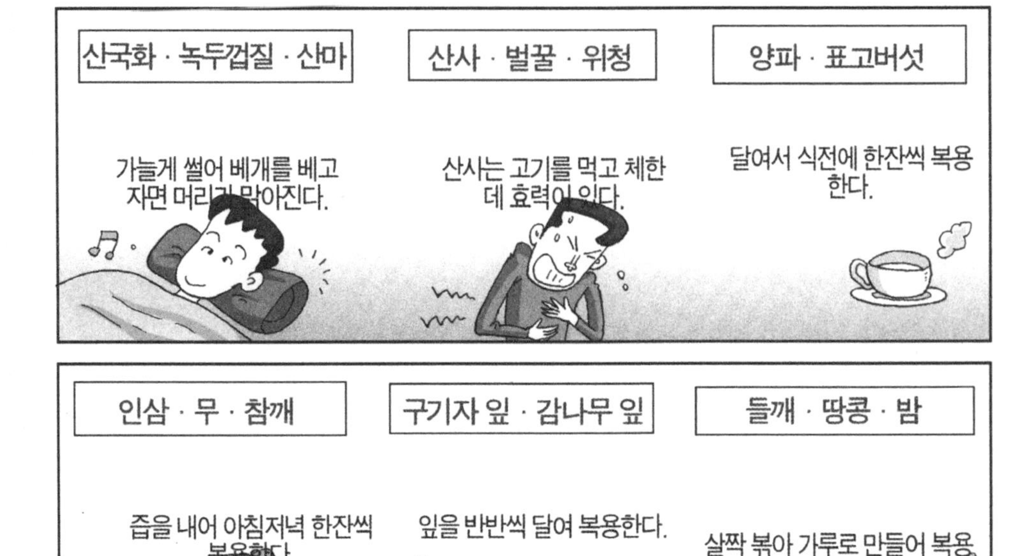

뚜렷한 효과가 있으며 특히 5~6월경에 수확한 어린잎에 비타민이 가장 많이 있으며 칼슘 또한 많아 임산부와 어린이에게 매우 효과적이다.

중풍과 고혈압을 예방하는 솔잎차

솔잎에는 혈관에 벽을 튼튼하게 강화시키는 작용이 있어 중풍과 고혈압을 예방하고 혈액순환을 도와 신경통, 류마티즘 증세에도 잘 듣는다. 차를 끓여 마실 때는 가늘고 짧은 우리나라 솔잎을 사용한다.

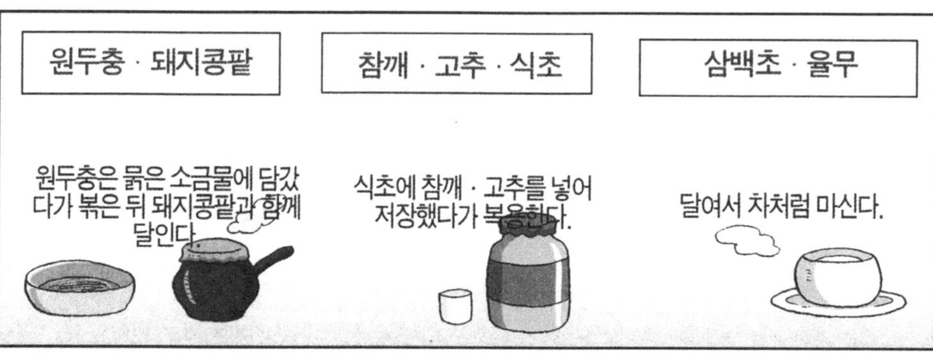

다시마 · 무 · 마늘
국을 끓여 먹는다.
여러분들은 가공식품을 드시겠습니까, 아니면 우리 토종식품을 드시겠습니까?
그야 우리 것!

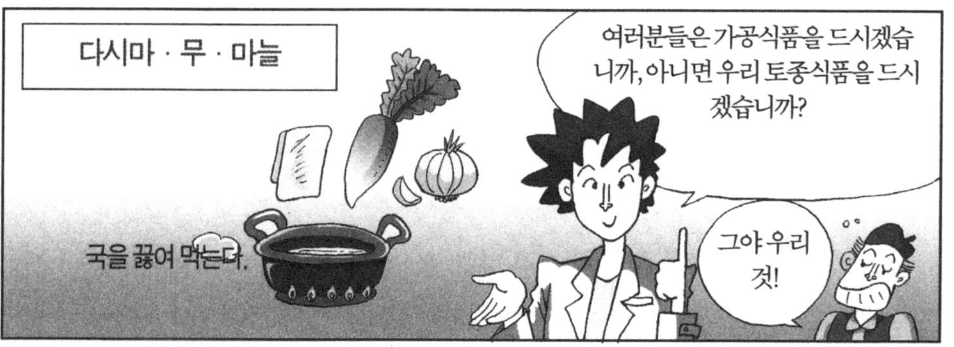

당뇨병, 고혈압, 저혈압에 좋은 만병초잎 차

만병초 잎을 차로 마시려면, 만병초잎 5~10개를 물 2되에 넣어 물이 한 되가 될 때까지 끓여서 한 번에 소주잔으로 한 잔씩 식 후에 마신다. 만병초잎에는 "안드로메도톡신"이라는 독이 있으므로 많이 먹으면 중독이 되며 한꺼번에 많이 먹으면 생명이 위태로울 수도 있으므로 주의해야 한다. 이 차를 오래 마시면 정신이 맑아지고 피가 깨끗해지며 정력이 좋아진다. 특히 여성들이 먹으면 불감증을 치료할 수 있다고 하며, 습관성이 없으므로 오래 복용할 수 있고 간경화, 간염, 당뇨병, 고혈압,

저혈압, 관절염 등에도 좋은 효과가 있다.

감기의 예방 및 치료에 좋은 뽕나무 차

뽕나무 잎이든 뿌리속껍질이든 상관없이 하루에 20g을 물 300㎖로 끓여 반으로 줄면 하루 동안 수시로 나누어 마시면 된다. 뽕나무 잎은 혈압을 안정시키고 중풍을 예방하며 기침해소와 해열작용과 정혈작용이 매우 뛰어나다. 이 뽕나무 차는 감기의 예방 및 치료에도 도움이 되고 기침, 가래를 내리고 열도 떨어뜨린다. 이뇨작용이 강하므로 부기를 내려주고 혈압을 떨어뜨리고 혈당을 강화시켜준다. 봄에 뽕나무 새싹이 나면 따두었다가 이것을 푸른 채소와 같은 조리 방법으로 만들어서 상식하면 좋다.

고혈압을 예방하는 회화나무 꽃봉오리차

'괴화' 라는 약명으로 한약건재상에서 구입할 수 있다. 이것으로 차를 끓여서 마신다. 하루 10g을 물 3컵에 넣고 끓여 반으로 줄어들면 세 번에 나누어 마시면 되는데, 루틴이라는 성분을 많이 함유하고 있기 때문에 고혈압을 예방하면서 모세혈관을 강화하고 지혈작용까지 뛰어나다. 꽃봉오리 뿐 아니라 잎이나 열매에도 혈압강하 성분이 함유되어 있으므로 함께 끓여도 좋다. 고혈압으로 코피가 잘 터지거나 뺨과 콧등에 실핏줄이 돋아있을 때 특히 좋은 효과를 볼 수 있다.

(3) 고혈압에 도움이 되는 술

고혈압 강장에 좋은 사군자술

강장, 고혈압뿐 아니라 강장효과도 뛰어나고 해수, 천식에 좋은 효험이 있다. 매실 반 근, 국화 뿌리 반 근, 석곡 반 근을 독한 술 한 말에 담가 섬대나무 숲 속에 땅을 여섯 자 깊이로 파서 묻고 육 개월 후에 파내어 하루에 세 번씩, 한 번에 소주잔으로 한 잔씩 식전에 복용한다.

(4) 민간요법의 기능과 치료하기

민간요법은 예부터 전해져 오는 서민들의 전통 방식으로 고혈압의 치료와 예방을 위해 간단한 약재 및 식품을 통하여 몸을 단련시키고 고혈압을 예방해 왔다. 이에 대한 약효 및 조리 방법에 대하여 설명해 보도록 한다.

※ 고혈압의 치료와 예방을 위한 민간요법

중년 이후의 고혈압 환자에게 좋은 산국화, 녹두껍질, 천마

고혈압 환자, 특히 중년 이후의 고혈압 환자는 산국화 말린 것과 녹두껍질로 베갯속을 하고 그 속에 천마 40g을 가늘게 썰어 집어넣어 만든 베개를 베고 잔다. 계속 이용하면 머리가 맑아지고 고혈압도 좋아진다.

혈액을 원활하게 해주는 양파, 표고버섯

껍질을 벗긴 양파를 깨끗이 손질하여 표고버섯과 함께 달여두고 식전에 한 잔씩 복용한다. 양파, 당근, 생강을 적당량 생즙을 내어 식전에 한 컵씩 복용해도 좋다.

혈관을 튼튼하게 해주는 인삼, 무, 참깨

무와 수삼으로 즙을 내어 매일 아침저녁으로 한 잔씩 복용한다.

주의할 점은 인삼은 냉한 사람에게는 잘 맞지만 속이 더운 사람에게는 역효과를 낼 수 있다. 이때는 인삼은 빼고 무만 즙을 내어 먹거나 연근을 써도 좋다. 그리고 무즙에 참깨를 갈아 함께 복용해도 좋다. 참깨는 혈관을 튼튼하게 해주고 콜레스테롤을 제거하는 작용도 한다.

혈압을 내려주는 다시마, 무, 마늘

다시마에는 아르긴산, 요드, 칼슘, 철분 등 미네랄이 많이 들어 있어 피를 맑게 해주고 혈압을 강하시키는 작용을 한다. 마늘을 듬뿍 다져넣고 다시마와 무로 국을 끓여 자주 먹으면 고혈압을 예방하고, 혈압이 약간 높더라도 정상으로 내려준다. 이 세 가지 식품은 모두 몸에 좋으면서도 혈압강하 작용을 한다.

신장기능을 강화시키는 원두충, 돼지콩팥

원두충 50g을 잘게 썰어 묽은 소금물에 담갔다가 볶은 뒤 돼지콩팥과 함께 물 네 사발을 붓고 달여 반으로 줄어들면, 유리병에 보관해 두었다가 매일 3~4회 한 번에 한 집씩 복용한다.

2, 3일만 복용해도 효력이 나타난다. 원두충은 고혈압뿐 아니라 신장 기능을 강화하고 신경통에도 좋다.

동맥경화에 매우 좋은 참깨, 고추, 식초

고추와 참깨는 토코페롤이 많이 들어 있는 식품이다. 토코페롤은 비타민 E인데 지방의 산화를 방지하여 우리 몸의 노화를 막아주며, 혈액 속의 콜레스테롤을 제거하는 리놀산이 다량 함유되어 있어 고혈압, 동맥경화에도 매우 좋다. 그리고 식초의 주성분인 초산은 부신수질호르몬을 생성하여 우리 몸의 자연치유기능을 강화한다. 이때 식초는 양조한 쌀초가 좋으며, 식초에 검정참깨와 고추를 통째로 넣어 저장해 두었다가 아침저녁에 한 숟가락씩 복용한다. 이 처방은 고혈압에만이 아니라, 흰머리를 예방하고 통풍을 치료하며 여성들의 피부미용에도 아주 좋다.

혈압을 강하시키는 삼백초, 율무

한방에서 의이인이라고 하는 율무는 자양강장제이며, 이뇨작용과 진통제로 유용하게 이용되어 있는 약용식품이다. 삼백초는 이뇨작용과 함께 혈압을 강하시키는 작용이 있다. 이 두 약재를 하루 30g씩 달여 차처럼 마시면 혈압을 안정시킬 수 있다.

동맥경화증의 치료와 예방을 위한 민간요법

● 뽕나무 잎, 솔잎

뽕나무 잎은 동맥경화를 예방, 치료하고 혈액순환을 원활하게 해준다. 자생하는 재래종 뽕나무 잎을 따다가 깨끗이 씻어 그늘에 말려둔다. 솔잎은 늦봄에 새로 나온 연한 잎을 따서 그늘에 말린다. 이 두 가지 재료를 반반으로 하여 은근한 불에 달이는데 부은 물이 반이 되도록 열탕한다. 이렇게 만든 원액을 하루에 세 번 밥 먹기 전에 커피 잔으로 한 잔씩 복용한다. 그리고 뽕나무의 열매인 오디로 술을 담가 마시면 중풍을 예방할 수 있다. 잘 익은 오디를 35% 이상의 소주에 넣어 밀봉해 둔다. 이때 설탕이나 벌꿀을 조금 넣어도 좋다. 한편 솔잎에 대해서는 《본초강목》에도 솔잎을 오래 복용하면 몸을 가볍게 하고 불로장생한다고 기록되어 있다. 그리고 솔잎으로 술을 담가도 좋다. 솔잎 술은 신장을 강화하고 풍습을 제거하며 체력을 강하게 한다. 솔잎 600g에 벌꿀 600g을 35% 이상의 소주 두 되에 넣고 밀봉해서 한 달 이상 서늘하고 그늘진 곳에 보관해 두면 좋은 솔잎 술이 된다.

재래종
뽕나무 잎
늦봄에 새로
나온 솔잎
깨끗이 씻어 그늘에 말린 다음
두 가지를 은근한 불에 달이는데
물이 반이 되도록 열탕 한다.
하루에 세 번 밥 먹기 전에
커피 잔으로 한잔씩 마신다.
콩
두부
콩기름
청국장
콩으로 만든 음식이면
무엇이든 좋고 콩국을
만들어 먹는 것이 제
일 좋습니다.
윙

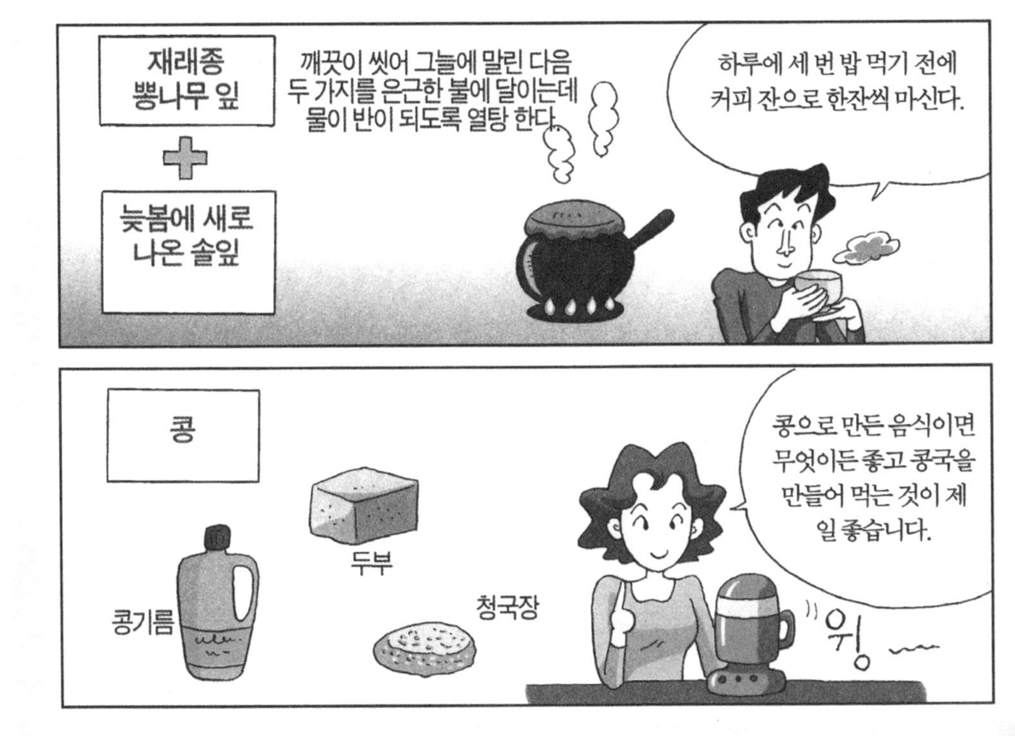

● 콩

콩에 풍부하게 들어 있는 리놀산과 리놀렌산이 혈관에서 콜레스테롤을 제거해 주어 고혈압이나 동맥경화에 아주 효과가 크다. 콩기름, 두부, 청국장 등 콩으로 만든 음식이면 무엇이든지 좋다. 먹는 방법으로는 콩국을 만들어 먹는 것이 가장 좋다. 콩국을 만들기 위해 먼저 콩을 불려 비린내가 가시도록 살짝 삶는다. 이때 너무 삶아지면 안 된다. 삶은 콩을 갈아 콩국을 만드는데 콩을 갈 때 볶은 참깨를 콩의 10분의 1 정도 넣어 같이 간다. 이렇게 만든 콩국을 냉장고에 보관해 두고 하루 두 번 아

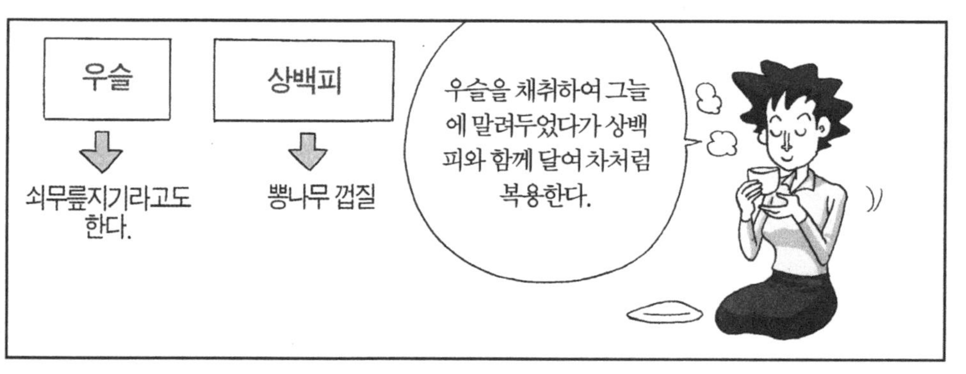

양파
홍당무
중간정도 크기 양파 1개
홍당무 큰 것 1개
즙을 내어 아침 · 저녁으로 마신다.
윙
윙
요리

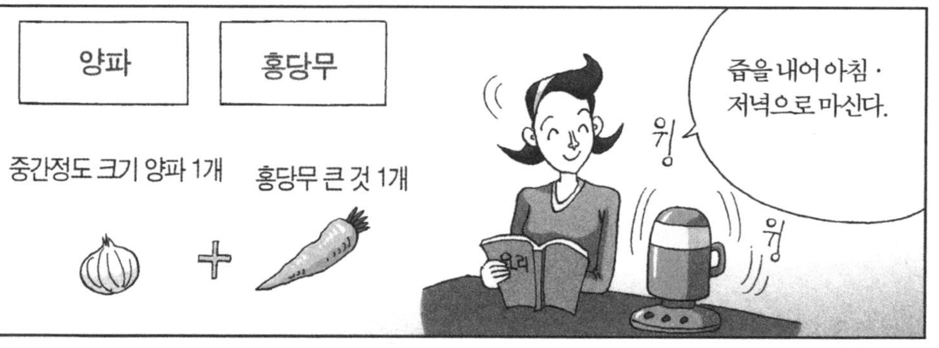

침저녁으로 한 컵씩 마신다. 이 콩국은 고혈압과 동맥경화를 예방, 치료하는데 그 효과가 크다. 신경질을 자주 내는 사람, 감기에 잘 걸리는 사람, 얼굴에 생기가 없고 쉽게 피로를 느끼는 사람은 이 콩국을 장복함으로써 체질을 개선할 수 있다.

● 우슬, 상백피

우슬은 한방에서 사용하는 이름이고, 보통 쇠무릎지기라고 하는데, 산이나 들에 흔한 잡초이다. 이 우슬을 채취하여 그늘에서 말려두었다가 뽕나무껍질인 상백피와 함께 달여 차처럼 장

복하면 동맥경화에 좋다. 우슬은 한방에서 피를 맑게 하는 정혈제(淨血劑)로 쓰지만 이뇨제, 통경제로서도 효과가 크다. 그러나 임산부는 피하는 게 좋다. 그리고 상백피는 고혈압, 동맥경화로 인해 머리가 무겁고 아픈 데 좋고, 완화제, 이뇨제, 소염제로도 효력이 있으며, 가래를 없애주는 작용도 한다.

● 양파, 홍당무

중간 정도 크기의 양파 1개, 홍당무 큰 것 1개를 믹서에 갈아 그 즙을 아침저녁으로 한 컵씩 마신다. 이 즙은 고혈압과 동맥경화를 치료하고 체력을 강화시키기도 한다.

● 구기자, 감초

구기자나무는 잎, 열매, 뿌리 모두를 약용으로 사용한다. 구기자나무의 잎은 나물을 만들어 먹거나 튀김으로 해먹을 수 있고, 열매인 구기자는 술을 담그거나 차를 끓여 먹는다. 그리고 뿌리의 껍질을 한방에서 지골피라고 하는데, 이뇨작용이 있어서 고혈압에 효과적이다. 구기자는 혼탁해진 혈액을 맑게 하여 혈액순환을 원활하게 하고, 혈관 벽에 붙어 있는 콜레스테롤 제거에도 탁월한 효과를 낸다. 먼저 구기자를 차처럼 복용하려면 살짝 볶은 구기자 6g에 같이 볶은 감초 1g을 넣고 끓여 충분히 우러나면 차처럼 마신다. 감초에서 맛이 우러나 따로 설탕을 넣지 않아도 좋다. 그리고 구기자 술을 담가 약용으로 한 잔씩 마셔도 좋다. 잘 익은 구기자 300g과 벌꿀 300을, 35% 이상 되는 소주 두 되에 담가 밀봉하고 2개월 이상 보관해 둔다. 구기자 술을 식전 또는 식후에 따끈하게 데워서 한 잔씩 복용하면 동맥경화에는 물론 체력강화에도 좋다. 구기자 대신 구기자나무의 잎으로 술을 담가도 괜찮으며, 구기자 술을 자초 40g을 넣으면 빛깔이 아주 고와진다. 약용으로 할 때는 취하지 않게 한 잔씩만 마셔야 한다.

반하, 차전초

반하는 구토 등 위장질환에 통용되지만 심장병과 동맥경화에도 효과가 있다. 그러나 떫은 맛을 제거하지 않고 잘못 사용하면 복통, 설사, 뇌신경마비 등 부작용을 일으킬 수 있다. 반하는 겉껍질을 깨끗이 긁어낸 반하뿌리를 하루쯤 진한 소금물에 담가두었다가 다음 날 맑은 물에 담가 헹구어낸다. 반드시 떫은맛을 완전히 제거한 후 차전초와 함께 달여 그 물을 매일 아침저녁으로 한 잔씩 마신다.

고혈압에 대한 상식

구기자
감초
구기자나무의 잎은 나물을 만들어 먹거나 튀김으로 해먹고 열매는 술을 담그거나 차를 끓여 먹는다.
반하
-반하는 구토 등 위장질환에 좋고 심장병과 동맥경화에도 효과가 있다.
두 가지를 함께 달여 아침 · 저녁으로 한잔씩 마신다.
자전초
-떫은맛을 제거하지 않고 잘못 사용하면 부작용이 있으니 조심해야 한다.

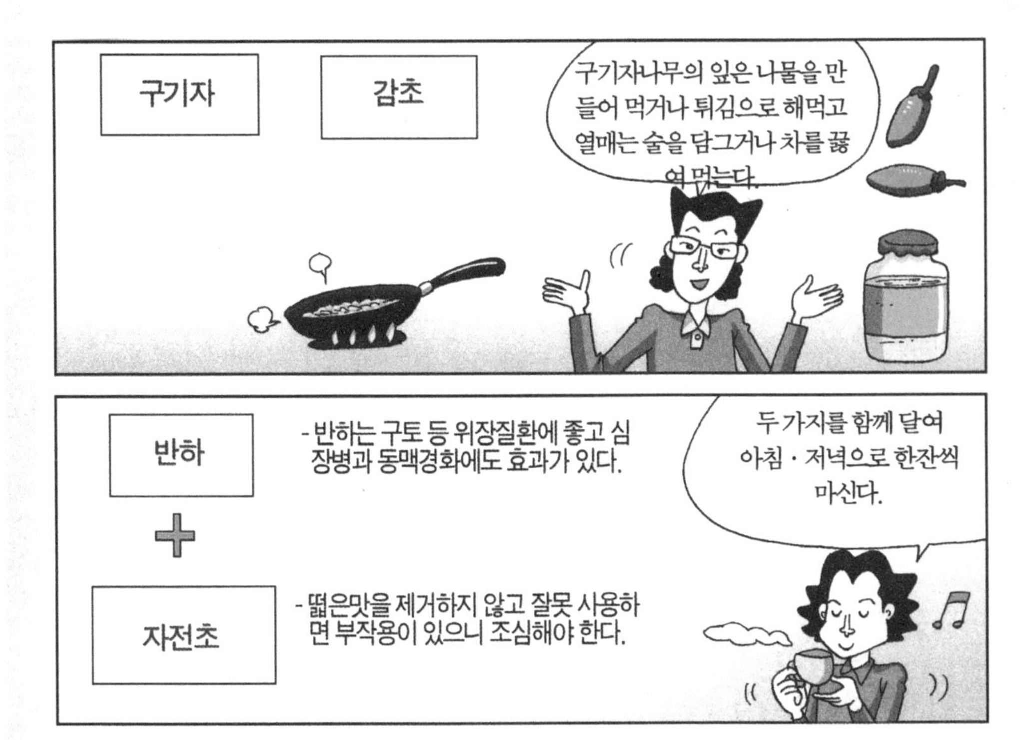

정확한 혈압 측정

고혈압이라며 매일, 정상혈압이라면 1주일에서 1개월에 한 번은 반드시 혈압측정을 한다. 측정은 일정한 시간에 하는 것이 좋으며, 그렇게 하지 못했을 때는 측정시간을 기록해 둔다. 측정할 때의 조건이 수면부족 등 일상적이지 않을 때도 기록해 두면 증세 판단에 도움이 된다.

최고혈압 그리고 최저혈압의 의미는 무엇일까

최고혈압은 운동 등의 환경적 요인에 따라 변화가 크지만 최

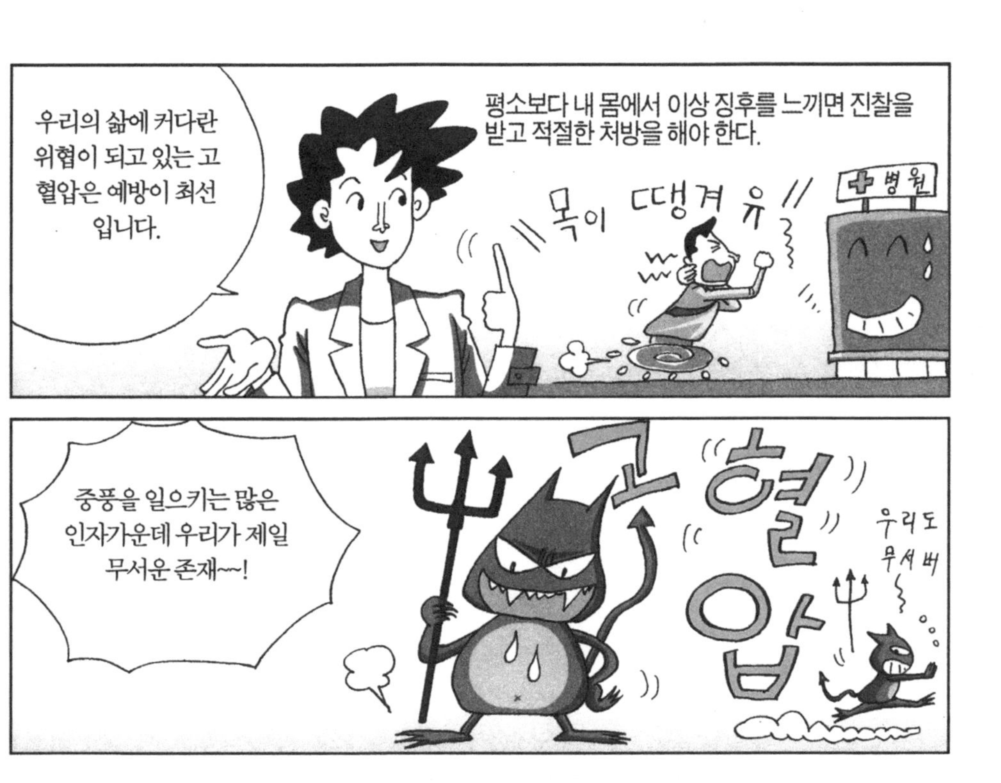

저혈압은 변화가 크지 않다. 그래서 고혈압의 진단과 치료에서는 최저혈압이 중요한 자료가 된다.

저혈압의 위험성

저혈압증 증세가 고혈압 증세와 비슷하기 때문에 자신의 혈압을 스스로 판단해 함부로 혈압강하제 등의 약을 복용하는 것은 매우 위험한 일이다. 그리고 앉았다가 갑자기 일어설 때 어지럽다든가 기립성 저혈압일 경우에는 반드시 전문의의 진단을 받도록 한다. 단순한 어지럼증이 아닌 심장기능의 이상일 수 있기 때문이다.

고혈압에 대한 잘못된 생각

하나. 증상이 없으면 치료하지 않아도 된다는 생각.
둘. 증상이 있을 때만 약을 먹어야 한다는 생각.
셋. 혈압이 조절되면 약을 그만 먹어도 된다는 생각.
넷. 혈압강하제를 오래 먹으면 몸에 좋지 않다는 생각.

체중을 줄이는 두 가지 방법

그 하나는 섭취한 칼로리를 운동으로 모두 소모시키는 것, 다른 하나는 식사의 양을 조절해 칼로리를 조절하는 것이다. 그러나 현실적으로 체중을 줄이는 데는 이 가운데 어느 하나만으로는 부족하다. 두 가지 방법을 다 활용해야 한다.

콜레스테롤 LDL과 HDL

LDL과 HDL의 비율을 동맥경화지수라고 하는데, 이의 정상값은 남자가 2.9±1.3이고 여자는 2.6±1.2이다. 이 값을 초과하면 동맥경화가 진행되고 있다는 위험신호로 보아야 한다.

콜레스테롤과 심혈관계의 질환

콜레스테롤은 동물세포에서만 발견되는 지방성 물질로 음식으로 섭취되거나 체내에서 합성된다. 담즙산, 호르몬, 비타민D 및 세포를 구성하는 데 필요한 성분이나 과다하게 섭취했을 때는 심혈관계의 질환을 초래할 수 있다.

경계성 고혈압과 수축기 고혈압

경계성 고혈이란 'WHO기준'에 따른 구분으로, 140~159㎜Hg/90~94㎜Hg이며, 고혈압의 예보가 된다는 점에서 중요하다. 연령이 많아짐에 따라 발생빈도가 높아진다.

수축기 고혈압이란 수축기혈압이 정상보다 높은 경우로, 이완기혈압은 정상이거나 낮아 맥압 차가 크다. 보통 노년기에 많이 나타나지만 청년기에서도 볼 수 있다.

동맥경화 예방법

✣ 동맥경화증이란?

동맥 내에 침전물이 쌓여서 동맥 안쪽 공간이 좁아지는 질환이다. 즉 혈액 내 혈소판과 콜레스테롤이 침착되면서 단단한 덩어리가 형성하는 과정을 말한다. 하지만 안타깝게도 최첨단으로 발달된 현대의학으로도 왜 동맥 내에 침전물이 쌓이는 것인가에 대한 원인을 확실하게 밝히지 못하고 있다. 따라서 동맥경화로 발전되면 평생 치유가 어렵기 때문에 이 과정이 진행되기 전에 미리 차단해주는 것이 동맥경화의 예방법이라 할 수 있다. 물론 한 가지 방법으로 예방의 지름길이라고는 할 수 없지만, 다음과 같은 상항을 지킬 수 있다면 예방에 큰 효과를 볼 수가 있다.

1. 고혈압부터 치료하라

혈압이 높을수록 동맥 내의 압력이 높아지기 때문에 동맥의 손상이 많아지고 침전물의 생성이 증가하므로 혈압은 정상으로 유지 되어야 한다. 특히 흡연이나 콜레스테롤 상승 등이 같이 있는 경우에는 동맥경화의 발생은 크게 증가된다. 혈압을 측정하여 안정 시 확장기 혈압이 90이상, 수축기 혈압이 140이상의 수치가 2번 이상 계속되면 고혈압으로 진단한다.

고혈압이 발견되면, 우선 식사요법이나 운동요법에 의한 체중 감소 등을 3개월간 사용할 수 있다. 식사요법은 음식을 만들 때 염분(소금)의 첨가를 없애는 것으로 큰 섭취의 감소를 기대할 수 있으나 자신도 모르는 사이에 들어가 있는 식품들, 예를 들어 라면 · 김치 · 햄버거 등에도 다량의 염분이 들어 있다는 것을 염두에 두고 염분 섭치를 줄이도록 노력해야 한다.

운동요법은 비만한 경우 식사요법과 같이 하여 체중을 표준체중으로 유지하도록 한다, 보통 경증고혈압(확장기 혈압이 90이상 104이하)에선 30%정도의 환자가 식사요법 및 운동요법으로 정상혈압을 유지할 수 있다. 확장기 혈압이 105이하의 수치를 보이는 중등도 이상의 고혈압에선 흔히 약물요법을 실시한다.

약물요법은 여러 가지 항고혈압 약제에서 1개 또는 2개 이상을 복합하여 사용하는 것으로 최근에는 극히 부작용이 적은 약제들이 있기 때문에 매우 안정적이다.

2. 당뇨병부터 치료하라

혈당이 높은 상태가 지속되면 남자에게서는 동맥경화가 50%정도 많아지며, 여자에서는 100%정도 많아진다. 당뇨병 자체가 동맥경화를 촉진시키는 데에 대한 원인은 확실치 않지만 당뇨병에 많이 동반되는 고혈압 · 비만 · 콜레스테롤 · 상승에 의한 것으로 생각되고 있다. 꼭 당뇨병이 아니더라도 혈당이 정상과 당뇨병 사이에 있으면 당부하이상이라고 하는데, 이런 당부하이상 상태에서도 동맥경화는 촉진된다.

좀더 자세히 말하자면 아무것도 먹지 않고 8시간 이상이 지난 공복상태의 혈당이 140mg이상이고 75g의 포도당을 섭취한 후에 2시간이 지나서의 혈당이 200mg이상이면 당뇨병으로 진단하며, 공복혈당이 140mg이상이지만 75g의 포도당 섭취 2시간의 혈당 140mg 이상이나 199mg 사이일 때는 당부하이상상태라고 진단한다.

당뇨병의 치료에는 여러 가지 방법이 있으나 혈당을 정상화 시키는 것이 목표로써 가장 기본적인 것이 식사요법이며 이외에 혈당강하제의 경구투여나 인슐린 호르몬주사의 방법들이 있다.

식사요법은 자신의 표준체중(계산 방법은 표준체중의 유지에 있다)을 구하여 1kg당 30~35칼로리를 곱하면 1일 섭취열량이 계산되거나 비만한 경우에는 20~25칼로리를 곱하여 자기의 섭취량으로 사용할 수 있다.

구체적인 당뇨병의 식사요법은 당뇨병의 치료를 자세히 설명한 여러 가지 채자들을 참조하여 식단을 준비해야 한다. 경구용 혈당강하제의 사용이나 인슐린 주사요법은 의사와 상의하여 치료를 시작하기 전 교육을 받고 시도하고 필요한 경우에는 입원하여 주사량을 결정하여야 한다.

3. 무조건 금연

흡연은 동맥경화를 촉진시키는 매우 중요한 요인이다. 동맥경화 이외에도 기관지염 · 폐암 · 방광암 등을 일으킬 수 있다. 흡연에 의해 혈관이 수축하여 혈압이 상승되며, 핏속의 일산화탄소가 증가되면 산소가 부족하여 동맥이 직접적으로 손상되고, 혈소판이 혈관 벽에 많이 부착되게 되므로 동맥경화가 촉진 될 수 있다. 금연하고 1년이 지나면 심장의 동맥경화에 대한 위험은 금연 전에 비교하여 반으로 줄어들며 2년 이상 10년까지 금연하여야 비흡연자와 비슷한 위험성을 갖게 된다. 이와 같이 동맥경화의 예방을 위해서는 금연이 필수적이다.

4. 적당한 육체적 활동이 필요

정기적으로 운동을 하거나 육체적인 활동을 많이 하는 직업의 사람들에서 동맥경화에 의한 심장병이 줄어든다는 외국의 보고가 많다. 운동을 하면 심방에 훈련이 되어 같은 운동량에서도 훈련되기 전과 비교하면 맥박수가 적게 증가되고, 심장이 사용하는 산소량까지 작아 심장부담이 적게 된다.

이외에도 직장에서 생긴 스트레스를 풀고, 집에 있을 때 담배를 피우거나 간식을 하는 등의 시간을 줄이기 때문이기도 하다. 자세한 운동의 방법은 이후의 운동요법을 보면 된다.

기타의 정신과 의사가 말하는 A형 성격의 소유자, 즉 급하고, 과격하며, 야심에 차서 경쟁적이고, 조급하게 일을 추진하다가 쉽게 좌절하는 성격을 가진 사람에게서 많은 동맥경화가 생긴다고 하지만 성격을 변화시키기도 어렵고, 변화시킨다 하여도 실제적으로 얼마나 도움이 될 수 있는가에 대한 확증은 없다.

이외에 음주나 기호식품(커피 등의 차)에 의한 동맥경화는 촉진되지 않지만 지나친 음주는 혈압을 상승시키므로 피하는 것이 좋다.

실제로 환자가 되어 증상이 생기지 않은 상태에서 동맥경화의 예방을 위해서 이상을 시행하기 어려운 점도 많겠지만, 동맥경화는 장기간에 걸쳐 조금씩 침전물이 생기는 과정이기 때문에 장기간의 예방으로 큰 차이가 생기는 것이라는 점을 염두에 두고 많은 노력이 있어야 성공할 수 있다.

5. 표준체중을 유지하라

뚱뚱하면 당뇨병이나 고혈압이 많이 생기는 것 이외에 혈중 콜레스테롤이 상승한다. 따라서 비만하다는 자체보다는 부수되는 여러 가지 원인에 의하여 동맥경화가 촉진된다. 표준체중의 계산방법에는 여러 가지가 있지만 자기의 신장을 cm로 해서 100을 뺀 값에 0.9를 곱하여 나온 숫자로 표준체중을 삼을 수 있다.

예를 들어 키가 170cm이면(170−100) 0.9로 63kg이 표준체중이다. 보통 비만이라 하면 표준체중보다 10% 이상 많은 체중을 갖은 상태를 말하는 데 170cm의 키를 가지면 69.3kg(63+63 0.1)이상일 때 비만이라고 얘기할 수 있다.

비만을 개선시키기 위하여 보통 '잘 먹고 운동해서 체중을 뺍는다.' 라고 생각하는 사람들이 있다. 하지만 음식섭취를 감소시키지 않고서는 체중감량에 성공하는 경우는 거의 없다.

아주 쉬운 예로 우유 한 컵에 160칼로리가 있다 하는데 이를 소비하는 대는 쉬지 않고 8분간 뛰거나 32분간을 걸어야 하며, 햄버거 한 개에 들어 있는 350칼로리를 소비하기 위해선 18분간 뛰거나 1시간 걸어야 한다. 따라서 열량섭취를 절대적으로 줄이지 않고는 체중을 감소시키기는 매우 어렵다.

6. 핏속 콜레스테롤을 낮춰라

콜레스테롤이 높으면 높을수록 동맥경화는 증가된다. 콜레스테롤은 필수적인 영양소이긴 하지만 보통 혈액 100cc당 240mg 이상이 있으면 비정상적이라고 한다. 콜레스테롤이 높은 원인으로서는 선천적으로 처리 능력이 부족한 경우도 있고, 여기에 다량의 섭취에 의한 경우도 있다. 콜레스테롤이 다량 혈중에 있으면 혈관에 침착되고 혈소판의 엉김이 심해져 동맥경화가 빠른 속도로 진행된다.

최근에는 해외의 많은 연구에서 콜레스테롤을 감소시킴으로서 동맥경화에 의한 심근경색증을 감소시켜 심장병의 사망률을 줄일 수 있다고 한다. 따라서 병적인 상태에 의한 것이 아니면 핏속의 콜레스테롤은 낮을수록 동맥경화의 예방에 도움이 된다.

실제로는 혈중 콜레스테롤을 측정해 상승되어 있으면 치료해야 한다. 치료의 기본은 섭취를 줄이는 과정이며 콜레스테롤이 많은 음식을 삼가는 것이다. 이에 대해서는 식사요법에서 자세히 설명하겠지만 대체로 씹어서 고소한 맛이 많은 음식엔 콜레스테롤이 많다고 하겠다.

예를 들면 달걀의 노른자나 생선의 껍질, 간 · 오징어 · 새우 · 굴들이 대표적인 것이다. 식사요법에도 불구하고 혈중 콜레스테롤이 정상화 되지 않으면 의사와 상의하며 약물치료를 시도하여야 한다.

✤ 동맥경화증과 식사요법

동맥경화에서의 식사요법은 예방 목적으로 사용될 수도 있지만, 관상동맥 질환이 생긴 후 병의 진행을 완화시킬 수 있는 이차적 목표로도 사용된다. 따라서 식사용법은 첫째 상승된 콜레스테롤에 따른 식사요법, 둘째 고혈압 치료에 따른 식사요법 셋째 비만개선에 따른 식사요법 등 3가지로 나눌 수 있다.

1. 상승된 콜레스테롤에 따른 식사요법

혈중 콜레스테롤은 2/3내지 3/4이 몸 안에서 형성된 것이나 식사를 변화시킴으로써 감소 될 수 있다. 보통 콜레스테롤의 1일 섭취량을 100mg이하로 줄이는 경우에는 현저한 콜레스테롤의 감소가 생기지만 사실상 실천이 불가능하며, 1일 섭취량을 1일 섭취량을 300mg정도로 유지하면서 10%정도 혈중농도가 감소한다. 둘째로 콜레스테롤의 섭취를 줄이는 이외에 불포화지방의 섭취를 증가시키고 포화지방의 섭취를 감소시켜 전체 지방의 섭취를 줄이는 방법이다.

콜레스테롤의 섭취를 줄이는 방법은 콜레스테롤이 많은 식품들을 피하고 다른 식품으로 대체하는 방법이다. 콜레스테롤이 많은 식품은 주로 육식 및 낙농가공품으로 기름이 많은 쇠고기 600g 560mg 새우 100g에는 150mg, 달걀 큰 것 1개에는 300mg, 버터 1술 360g, 우유 1컵에 34mg, 껍질 벗긴 닭고기 100g에 78g, 치즈 100g에 102mg이 들어있다고 생각하면서 1일 300mg이하로 섭취하기가 어려움이 많을지 모른다.

불포화지방의 섭취를 증가시키는 방법으로는 포화지방의 섭취를 대폭 감소시켜 전체 열량에서 지방이 차지하는 비율을 줄이는 방법과 포화지방의 섭취를 약간 줄여서 전체 열량에서 지방의 비율을 30% 정도로 유지하는 방법 등이 있겠으나 전자가 더욱 효과적이다.

불포화지방은 식물성 기름에 많이 포함되어 있고, 포화지방은 동물성 기름에 많이 포함되어 있는데 이 두 가지 지방의 비율(P:S비)는 버터에서 0.1이지만 옥수수기름은 4.6, 콩기름은 3.1, 참기름은 2.7로써 식물성 기름에 불포화지방이 많다.

실제로 버터를 사용할 곳에 마가린을 사용하고, 쇠기름이나 돼지기름을 이용하는 대신 식물성 기름을 이용하면 효과적이다. 이밖에 전체지방의 섭취를 감소시키기 위해선 정육 · 달걀 · 낙농제품 등의 섭취도 줄여야만 한다.

2. 고혈압 치료에 따른 식사요법

고혈압의 치료를 목표로 할 때는 염분의 섭취를 절대적으로 줄여야 한다. 보통 한국인은 1일 20g이상의 식염을 섭취하나 실제로 필수 불가결한 양은 2g이하인 것으로 보아 필요에 비해 많은 염분을 섭취하는 것이다.

실제로 염분의 섭취를 감소시키는 것은 식성을 변화시키는 일이다. 조리를 할 때 식염을 더 넣지 않는 것만으로도 많은 감소가 가능하며 식염 이외의 염분이 많은 약제나 조미료 등도 주의해야 한다.

저염식의 목표는 1일 10g이하의 섭취이나 된장국 1공기에 2g, 간장 1술에 1g, 라면 한 봉지에 5g의 식염이 있으므로 이러한 목표의 실현은 그다지 쉬운 일만은 아니다. 입원 환자의 경우 식염이 5g 정도의 저염식을 제공할 경우 대부분이 식성을 바꾸면서 적응할 수 있는 것으로 보아 식염의 섭취는 습관이라고 할 수 있다.

그 밖에 칼륨이 부족하면 고혈압에 악영향을 끼친다는 사실이다. 칼륨은 신장에서 염분을 배설시키는 작용을 갖고 있기 때문이다. 칼륨은 엽록채소나 해초 · 과일 등에 다량으로 포함되어 있다. 그러나 신장 기능이 저하되어 있으면 칼륨의 배설이 저하되기 때문에 필요 이상이 몸 안에 축적되어 고칼륨혈증이 생길 수 있으므로 조심해야 한다.

3. 비만개선에 따른 식사요법

체중을 감소시키는데 원칙으로는 식사에 의한 열량의 섭취가 소모보다는 작아야 한다. 체중 1kg을 감량시키기 위해서는 약 7,500칼로리의 열량을 소모해야 하므로 하루에 500칼로리씩 부족한 열량을 소비해도 15일이 걸려야 1kg의 체중 감량이 가능하다.

실제로 표준체중을 구하고 (방법은 예방을 참조)표준체중 1kg당 25칼로리를 곱하여 1일 섭취 열량을 정하면 감식요법의 기준을 삼을 수 있다.

1g당 단백질은 4칼로리, 지방은 1g당 9칼로리, 당질은 4칼로리의 열량을 내므로 지방이 전체 열량의 30%를 차지하고 단백질은 30%, 당질이 40%를 차지하도록 배분한다. 식사만이 열량이 포함되는 것이 아니고 간식이나 술등도 열량 계산에 고려해야 한다.

이러한 감식요법은 처음에는 효과적이나 며칠이 지나면 체중감소의 속도가 떨어지므로 운동요법이나 감식을 조금 더 철저히 시행하면 체중 감소가 효과적으로 진행 될 수 있다.

그러나 식사를 필요보다 많이 하는 것도 습관인 만큼 자기의 행동을 변화시키는 방법을 병행해야 장기적으로 성공을 거둘 수 있다.

이상과 같이 3가지의 식사요법을 설명하였으나 일부에서는 부합적으로 사용되어야 할 것이다. 식품당 어떤 열량을 내는가에 대해서는 당뇨병 식사요법 책들을 참조하면 더욱 좋다.

✣ 동맥경화증과 운동요법

운동에 의한 신체적인 반응은 운동의 종류에 따라 다르다. 운동에는 정적인 운동으로 역기를 드는 것과 같은 일정한 상태를 유지하여 근육이 같은 길이로 수축을 유지하는 형태와 동적인 운동으로 수영, 달리기와 같이 근육의 길이는 변화하지만 근육에 가해지는 부담이 거의 일정한 형태가 있다.

정적인 운동을 하면 맥박 수는 증가하고, 혈압은 수축기 및 확장기 혈압이 모두 증가하여 평균 혈압이 증가하며, 심장이 내보내는 피의 양엔 변화가 없다. 따라서 정적인 운동을 많이 한 선수들은 심장에 대한 압력이 높아 심장 벽이 두껍게 된다.

동적인 운동을 하면 맥박수 는 증가하나 확장이 혈압이 감소하여 수축기 혈압은 감소하나 평균혈압이 감소되고 심장이 내보내는 피의 양이 크게 증가된다. 따라서 동맥경화의 예장이나 환자의 훈련을 위해서는 혈압이 증기되지 않으면서 심장에 의한 혈류량만 증기시키는 수영 · 등산 · 조깅 등이 좋다.

운동을 하면 근육에 필요한 산소량이 증가되면서 이에 맞추어 혈액량이 크게 증가되기 위해 심장이 내보내는 혈액의 양이 증가되면서 이에 맞추어 혈액량이 크게 증가되기 위해 심장이 내보내는 혈액의 양이 증가된다. 운동량이 점점 증가하여 어느 정도 이상이 되면 근육에서의 산소 흡수 능력이 최대에 이르게 되며 더 이상 운동이 격렬해 지면 근육은 산소가 부족한 상태에 이른다. 이러한 점에서 이를 때까지 맥박 수는 계속 증가하여 최대 맥박 수 에 도달한다.

최대 맥박 수는 나이가 많은 사람에서는 감소되나 사람 간에 큰 차이는 없다. 운동에 의한 훈련이 되면 최대 맥박수가 증가하지는 않으나 심장이 뿜어내는 피의양이 크게 증가하게 되기 때문에 같은 맥박수 에서도 수행할 수 있는 운동량은 매우 크게 증가될 수 있다.

실제로 운동을 하면 심장에 어떤 효과가 있는가에 대해선 앞서와 같이 같은 맥박 수 에서 많은 피를 뿜어내기 위해선 심장의 수축력이 증가하고 심장의 크기가 약간 증가된다.

또한 동맥경화증이 있어 심장에 혈액을 공급하는 관동 맥 이 좁아져 있는 사람에서는 필요한 산소를 공급하기 위해서 관동맥간의 혈액의 교류가 많아지게 된다.

또한 말초혈관의 협착이 있는 환자에서도 운동에 의해 같은 운동량에서의 근육의 산소 소모량이 감소되므로 증상이 생길 때까지의 운동량은 증가된다.

운동에 의한 혈중 콜레스테롤의 감소와 동맥경화의 예방인자인 고밀도 지방단백(HDL)의 증가가 동맥경화의 예방에 도움이 되나 운동자체의 효과라기보다는 비만의 개선 · 금연 · 금주 등의 복합적인 것이 원인이 된다고 생각하고 있다.

운동은 실제로 어떤 운동을 어떻게 해야 하는가를 말하기는 어렵다. 사람마다 운동 능력이 다르기 때문에 보통 최대 맥박수의 70% 내지 85%가 될 때까지 운동을 해야 심장에 훈련 효과가 생긴다.

최대 맥박 수는 남자에서 30세에 분당 193회, 40세에 189회, 50세에 184회, 60세에 163회이다. 실제로 어떤 종류의 운동을 선택하여 시행하면서 자신의 맥박을 재어보면(수영 등의 운동에선 불가능하다)가능하다.

운동시간은 30분정도가 좋지만 시작 전 10분간 준비를 하고 마친 후 10분간 정리를 하는 것이 필요하다.

운용회수는 적어도 1주일에 3번 이상은 실시하는 것이 좋다. 운동의 효과는 사람마다 다르나 보통 빠르면 2주, 늦으면 6주에 나타난다. 훈련이 됨에 따라 같은 맥박 수 에서 수행하는 운동량은 점차 증가된다.

이상과 같이 운동요법은 체중의 감소, 심장의 적응에 의한 혈액공급의 증가로 관 동맥 질환을 개선할 수 있고, 혈압의 감소나 콜레스테롤의 감소 · 금연 등의 이차적 효과는 관 동맥 질환을 예방할 수도 있다. 그러나 운동 중 호흡곤란이 있거나, 가슴이 죄는 듯 아프거나, 어지럽거나, 가슴이 불규칙하게 두근거리는 경우엔 즉시 운동을 중단하고 전문의와 상의해야 한다.

산재보상에서의

뇌혈관 질환
건강관련 상식

⚜ 가을이 되면서 뇌졸중 발병빈도가 높아지는 이유는 혈압상승 때문

환절기의 급격한 온도변화는 자율신경계 이상을 초래해 혈관을 과도하게 수축시킨다. 특히 말초혈관이 심하게 수축된다. 그러면 전신에 혈액을 공급해야 하는 심장이 평소보다 더 강한 힘으로 혈액을 밀어내면서 혈압이 상승한다. 동맥경화증이나 고혈압, 당뇨병 등으로 혈관 탄력성이 떨어진 사람들은 혈관 탄력성이 떨어진 사람들은 약해진 혈관부위가 터지거나 좁아진 부위가 혈전으로 막힐 수 있다.

✤ 가을철 뇌졸중 예방을 위해 엄격한 혈압관리 필수

술과 담배를 끊는 것은 기본이며, 적절한 운동도 꼭 필요하다. 하지만 새벽 운동은 피하고, 아침에 과격한 운동이나 등산 등은 금물이며, 불가피할 때는 모자나 스카프를 하고 몸을 따뜻하게 옷을 챙겨 입어야 한다.

♣ 가을철 뇌졸중 예방 7계명

1. 새벽 야외활동이나 운동을 피하라
2. 하루 30분, 주 3회 이상 빠르게 걷거나 달리기
3. 기름진 음식은 피하고 채소, 과일 섭취하기
4. 소금이 든 음식 피하고 싱겁게 먹기
5. 과, 폭음은 뇌졸중 위험을 높이기 때문에 금주하기
6. 뇌혈관 손상 시키는 담배 피우지 않기
7. 평소 저용량 아스피린을 하루 1정 복용하기

✤ 미니 뇌졸중(일과성 허혈발작)에 주목

일반적으로 뇌졸중이라고 하면 겨울철이나 일교차, 기온차가 클 때, 또 아주 급작스럽게 발생하는 것으로 알려져 있다. 뇌졸중을 '소리 없는 저승사자'라고 부르는 까닭도 이 때문이다.

하지만 모든 뇌졸중이 아무런 전조증상 없이 갑자기 나타나는 것은 아니다. 특히 혈관이 서서히 막히면서 생기는 뇌경색의 경우 20~40% 정도가 전조증상을 느낀다고 한다. 다만 이런 전조증상은 아주 경미하거나 일시적이고 금방 회복되기 때문에 대부분의 환자들이 모르고 지나치기 쉽다. 뇌졸중이 오기 전 일시적으로 뇌졸중 증세를 느끼는 것을 미니 뇌졸중 혹은 일과성 허혈발작(TIA)이라고 한다. 환자는 모르고 있었지만 뇌경색이 진행되는 중에 혈전에 의해 일시적으로 혈관이 막히는 경우가 생긴다.

물론 막힌 혈관은 저절로 혈전이 녹으면서 혈관 기능은 정상으로 돌아오게 된다. 이때 일시적이지만 뇌동맥이 차단되어 뇌기능 장애가 나타나게 되는 것이다. 30분 이내 모든 증상이 사라지기도 하고 때로는 수 시간에서 하루 정도가 지속된다고 알려져 있다.

미니 뇌졸중의 증상은 일시적인 마비나 구음장애, 극심한 두통, 시야 장애 등 일반적인 뇌졸중의 증상과 같다. 다만 일시적으로 나타난다는 것에 차이가 있을 뿐이다. 때문에 환자들은 뇌졸중의 전조증상이라고 인식하지 못하는 경우가 대부분이다. 문제는 이런 전조증상을 경험한 사람은 뇌졸중에 걸릴 가능성이 10배나 높다는 것이다. 또 통계에 따르면 이러한 미니 뇌졸중을 경험한 사람의 3분의 1 정도가 5년 이내에 뇌졸중을 겪게 된다고 한다.

⚜ 뇌혈관질환 건강메모

뇌혈관질환 예방수칙(대한뇌혈관외과학회 추천)

(1) 추운날씨에 외출금지

혈압은 아침시간에 더 올라간다. 겨울에 아침운동을 위해 외출 시 말초혈관 수축에 의한 이차적인 혈압상승으로 뇌출혈이 잘 발병한다. 가을에서 겨울로 넘어가면서 찬바람이 불기 시작할 때 뇌출혈 환자가 늘어나는 것은 바로 이런 이유에서다.

(2) 철저히 혈압관리

뇌졸중의 가장 위험한 요인이 바로 고혈압이다. 뇌졸중의 발병률을 보면 고혈압이 있는 경우가 그렇지 않은 경우에 비해 무려 3~4배나 높다.

(3) 금연

흡연은 혈관을 손상시켜, 뇌출혈과 뇌경색 모두를 초래하는 뇌혈관질환의 적이다. 담배를 끊는 동시에 뇌졸중 발생 비율이 감소한다. 1년 금연하면 비흡연자에 비해 50%, 5년 금연하면 비흡연자와 거의 비슷한 수준으로 떨어진다고 알려져 있다.

(4) 금주

하루 2잔으로 만족할 자신이 없다면 아예 술을 끊어야 한다. 주종과 상관없이 매일 7잔 이상을 마시면 뇌졸중 위험이 3배나 높아진다.

(5) 정상체중유지

비만인 사람들은 그렇지 않은 사람들에 비해 2~3배 정도 뇌졸중 위험이 높아진다. 뇌졸중 예방을 위해서는 정상 체중을 유지해야만 한다.

(6) 지속적인 운동

매일 30분 이상 꾸준히 운동한 사람은 그렇지 않은 사람에 비해서 뇌졸중 발생률이 2.7배정도가 낮아진다.

(7) 뇌 건강검진

CT, MRI 등의 검사를 통해 뇌출혈 및 뇌경색의 발병가능성을 미리 발견하고, 적극적인 예방치료를 한다. 고혈압, 당뇨, 고지혈증 등을 갖고 있는 뇌혈관질환 고위험군의 경우 40세 이후부터, 그렇지 않은 경우는 50세 이후부터 뇌혈관질환과 관련해 정기검진을 받아야 한다.

나홀로 고혈압 예방과 치료 길라잡이

초판 1쇄 인쇄 2020년 1월 15일
초판 1쇄 발행 2020년 1월 20일

편 저 대한건강증진치료연구회
발행인 김현호
발행처 법문북스(일문판)
공급처 법률미디어

주소 서울 구로구 경인로 54길4(구로동 636-62)
전화 02)2636-2911~2, **팩스** 02)2636-3012
홈페이지 www.lawb.co.kr

등록일자 1979년 8월 27일
등록번호 제5-22호

ISBN 978-89-7535-798-5 (03510)

정가 14,000원

이 도서의 국립중앙도서관 출판예정도서목록(CIP)은 서지정보유통지원시스템 홈페이지(http://seoji.nl.go.kr)와 국가자료종합목록 구축시스템(http://kolis-net.nl.go.kr)에서 이용하실 수 있습니다. (CIP제어번호 : CIP2019053152)